와이미

성교육

[일러두기]

이 도서는 성범죄 피해자에게 상처를 줄 수 있는 '음란물'이란 표현을 지양합니다.
음란물이 아닌 '성착취물'로 표기함을 미리 알려드립니다.

와이미 성교육 ❷ : 혼자 고민하지 마!

© 이시훈, 2022

1판 1쇄 2022년 3월 28일
1판 6쇄 2024년 5월 20일

지음 이시훈
총괄 이정욱 | **편집·마케팅** 이지선·이정아 | **디자인** 조현자
펴낸이 이은영 | **펴낸곳** 빨간콩 | **등록** 2020년 7월 9일(제25100-2020-000042)
주소 서울시 노원구 동일로 242길 87 2F | **전화** 02-933-8050
전자우편 reddot2019@naver.com | **블로그** blog.naver.com/reddot2019
ISBN 979-11-91864-07-6 43510

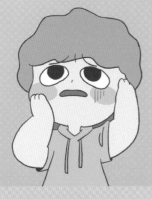

WHY ME?

청소년 편

와이미 성교육

이시훈 지음

2

혼자 고민하지 마!

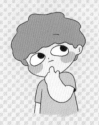

차 례

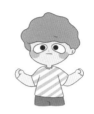

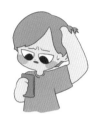

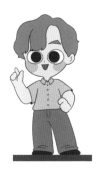

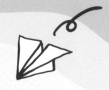

'
가해자와 피해자,
학교 가기 두려워요
,

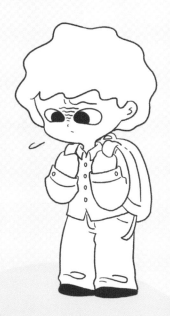

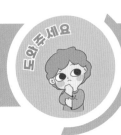
"안 돼요, 하지 마세요, 나빠요"란 말이 먹힐까요?

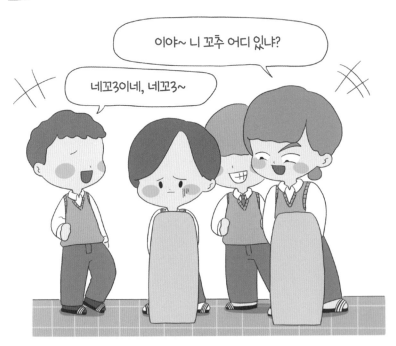

이야~ 니 꼬추 어디 있냐?

네꼬3이네, 네꼬3~

"중학교 1학년이에요. 얼마 전에 화장실을 갔는데, 중 3 형들이 들어와서 힘들게 했어요. 혼자 화장실에서 소변을 보고 있는데, 되게 덩치가 큰 형이 제 옆으로 오더니 제 음경을 보면서 그러더라고요. '이야~, 니 꼬추 안 보이네. 꼬추 실종사태다. 너, 꼬추 작으니까 남자 아니야.'

제가 당황해서 아무 말도 못 하니까 형은 노래를 불렀어요. '다리 사이에~ 소시지~ 메추리알~ 2개! 니꼬3 니꼬3 신나는 노래~' 수치스러웠지만 긴장해서 얼어 있었어요. 형 친구들은 소변보는 저를 뒤에서 밀치기 시작했고, 제가 곤란해하니까 더 웃으면서 놀렸어요. 저는 앞으로 어떻게 해야 하나요?"

Q _ 무서운 형들이 화장실에서 성희롱을 했어요. 앞으로 어떻게 해야 할까요?

   (A) 다시는 화장실에 가지 않고 매번 참는다.

   (B) '안 돼요, 하지 마세요, 나빠요'라고 말한다.

   (C) 소리지르며 빠져나오고 후속 조치를 취한다.

친구의 이야기를 듣고 화가 났어요. 그런 일을 당하면 당황스럽고 수치스러운 건 당연해요. 그 형들이 잘못한 거예요. 왜 이런 일이 생기는지, 그리고 어떻게 대응하면 되는지 알려 줄게요.

형들이 왜 중 1 화장실에 왔을까요? 대변을 보기 위해서예요. 친구도 공감하죠? 학교에서 남자들은 대변 보는 데 눈치가 보이잖아요. 소변기와 양변기가 따로 있기 때문에 대변 보러 들어가는 순간 너무 티가 나죠. 거기서 일부 짓궂은 친구들이 '와, 쟤 똥 싸나 봐!' 하고 놀리거나 문을 발로 차기도 하죠. 본인들이 놀림 받지 않으려고 피해서 오는 건데, 이렇게 자기보다 어린 학생들에게 상처를 주는 경우가 많아요.

여러분은 '나도 피해자가 될 수 있겠구나!'라는 생각을 해본 적이 있나요? 아마 별로 없을 거예요. 성(sex)에 대해서는 더 그럴 거고요. 항상 성과 관련된 모든 가해자는 기본적으로 남성으로 그려지고 학교 현장에서도 "남학생은 여학생 건드리지 마세요.", "손 펼쳐서 닿을 만한 거리에 다가가지 마세요." 이렇게 지도하는 곳이 많거든요. 성범죄 가해자 중 남성의 비율이 높은 것도 사실이고 가해자가 되지 않게 조심해야 하는 것도 사실이지만, 마치 잠재적 범죄자인 것처럼 몰아붙이는 건 옳지 않다고 생각해요. 그런데 오히려 그런 맥락에서 '나는 가해자 되지 말아야지'라고 생각하는 경우가 많고, '나는 피해자가 되지 말아야지'라는 생각은 못 하더라고요.

기억하세요! 피해자라는 말에 여자와 남자 구분은 없습니다. 누구나 피해자가 될 수 있습니다. 가해자가 되어도 안 되지만 피해자가 되어도 안 된다는 걸 인식해야 합니다.

다시 상황으로 돌아와 볼까요? 여러분은 위의 질문에 어떤 답을 선택했나요? 사실, 이런 상황이 벌어졌을 땐 아예 피해를 보지 않는 게 최선이에요. 성에 관한 상처는 오래가요. 마음의 상처가 생기거든요. 흔히 말하는 '안 돼요, 하지 마세요, 나빠요'는 현실성이 많이 떨어지더라고요. 이미 본인을 무시하고 있는 가해자에게 시도하는 대화와 설득, 합리적 경고는 묵살당하기 쉽습니다.

우리는 두 가지 중 선택해야만 합니다. 첫째, 마음의 상처를 입더라도 대화로 풀어낸다. 둘째, 상처를 받지 않기 위해 다소 직설적이지만 현실적인 방법을 사용한다.

여러 상황을 봤을 때 현장에서 가장 효과적이었던 해결법은 '미리 눈치채고 빠져나온다'입니다. 보통 피해자들은 처음에 가해자의 행동을 보면서 '저러다 말겠지!' 하면서 참거나 애써 합리화해서 넘어가려고 합니다. 중요한 점은 가해자들은 본인과 같은 인성을 갖고 있지 않다는 거예요. 시비를 거는 가해자를 만나면 바로 빠져나오세요. 특히 화장실이나 엘리베이터 같은 밀폐된 장소라면 더

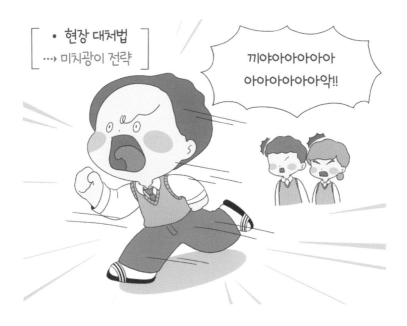

욱 그래야 합니다. 상처를 받고 나서 치유하는 것은 어려우니, 일단 피한 후에 대처하는 게 좋아요.

그런데 피해자가 가해자의 행동을 미리 눈치채지 못하고 뒤늦게 알게 된다면 어떻게 해야 할까요? 상대방이 더한 가해를 하려고 다가온다면 다음과 같은 방법을 쓰세요. 바로 '미치광이 전략'입니다. 소리를 지르세요. "도와주세요!"가 아니에요. 아무도 안 도와줘요. 도와줄 사람이 없을 수도 있고, 도와주러 왔다 해도 가해자들의 위세에 눌려 피해 버릴 가능성이 높아요. 그냥 막 괴성을 지르는 거예요. 그러면서 마치 좀비의 몸짓과 같은 엽기적인 몸동작을 취하세요. 상대방이 '내가 여기서 더 건드리면 이 사람은 무슨 짓을 할지 모르겠다! 잘못 건드렸다!'와 같은 공포심을 느껴야 멈춥니다. 보통 소리를 지르면서 요란한 행동을 하면 누구나 놀라서 피해요. 그렇게 현장을 빠져나온 뒤의 대처는 다음 주제에서 설명하겠습니다.

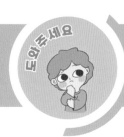
친구가 자꾸 불쾌한 행동을 해요. 참아야 하나요?

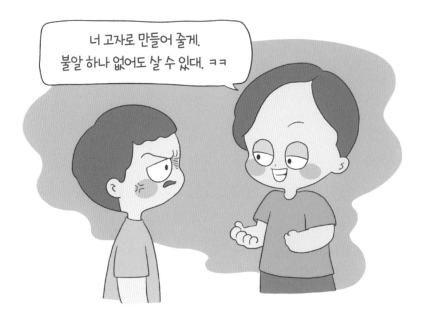

"매번 불편했던 친구가 요즘 선을 넘어요. 부모님 욕을 하거나 집안의 경제적 상황을 비교하며 욕을 해요. 모두가 싫어하는 애고, 저도 싫어요. 근데 어제 화장실에서 저한테 "고자로 만들어 줄게. 불알 하나 터져도 살 수 있대."라면서 잡아 뜯는 시늉을 했어요. 저, 문제 일으키지 않는 착한 학생이고 싶은데, 이럴 때도 참아야 하나요?"

Q _ 친구가 무례하게 행동해서 불편해요. 어떻게 하면 좋을까요?

　(A) 참는다.

　(B) 바로 부모님에게 알려서 문제를 제기한다.

　(C) 증거를 확보해서 문제를 제기한다.

착하고 모범적인 학생인 것은 좋습니다. 그런데 여기서 참는다면 다음번에 그 친구는 무례한 언행을 멈출까요, 아니면 더 심해질까요? 본인이 당한 것은 명백히 성희롱이고 성추행으로도 볼 수 있어요. 대응 방법을 찾아봅시다.

일단 증거를 확보하는 것이 가장 중요합니다. 만약 증거 없이 '(B) 바로 부모님에게 알려서 문제를 제기한다'면 오히려 낭패를 볼 수 있어요. 물론 성과 관련해서는 직접증거[1] 및 물적증거[2]를 찾는 것은 쉽지 않아요. 보통 성희롱, 성추행 등의 상황은 개인적이고 굉장히 폐쇄적인 공간에서 발생하기 때문에 그래요. 이번 상황도 화장실에서 벌어진 걸 보면 알 수 있죠.

우선 증인이나 진술의 일관성을 확보해야 합니다. 그날 그 시간, 화장실에 가해자와 본인밖에 없었다면 증인이 아예 없을 수도 있고, 증인이 있었다고 해도 증언을 꺼리는 경우가 많습니다. 결국, 진술의 일관성을 확인한 후 처벌하는 경우가 많지요. 학교 입장에서도 가해자와 피해자를 지목하기 전에 양쪽 진술을 다 들어봐야 합니다. 학교폭력위원회 등을 열고 여러 명의 심사위원들이 여러 차례에 걸쳐서 진술을 받아내지요. 진술하면서 앞뒤 시간 관계에 변화가 있거나

---

1 직접증거 :
　1) 직접적으로 요증사실의 증명에 이용되는 증거
　2) 피고인의 자백, 위조통화, 위조공문서, 범행현장을 직접 목격한 증인의 증언 등
2 물적증거: 직간접 증거가 물증이 된다. 범행도구, 지문, 혈흔 등 물리적, 물질적으로 남아 있는 것이 물증이며, 심증에
　물증을 더하여 확실한 증거로 만들어내는 것이다.

표현이 달라진다면 자칫 본인의 말에 신뢰가 떨어질 수도 있어요. 그러면 피해자가 가해자로 둔갑하기도 하고, 친구들 사이에서 나쁜 평판이 생겨 힘든 시간을 겪을 수 있습니다. 이런 경우가 아니더라도 학교폭력위원회를 열었다는 사실과 거기에 참석하는 과정 자체가 심리적으로 힘든 일이에요. 다 그런 건 아니지만 피해자에게 안 좋은 시선을 보내는 경우도 많으니까요.

"쟤가 학폭위 열었대. 괜히 시끄럽게. 화장실에서 불알 터뜨린다는 얘기를 들었대.", "진짜? 그래서 터졌대? 풉!" 이러면서요. 비웃음을 사면서 2차 피해를 받는 거예요. 가장 적절한 대처법은 '(C) 증거를 확보해서 문제를 제기한다'입니다. 상당수의 친구가 "피해 순간에 현장에서 녹화나 녹음을 해서 증거를 확보하면 되지 않나요?"라고 묻는데 효과적이지 않습니다. 오히려 위험해요. 화장실에서 카메라 등을 이용해서 녹화, 녹음하는 것 자체가 불법 촬영물로 취급받을 수 있고, 위법의 소지가 있습니다. 현실적인 두 가지 방법을 알려 줄게요.

❶ 카카오톡, 문자, 이메일 등에 일기와 같은 기록을 남긴다
   (feat. 본인과 직계가족 3명에게)

보편적이고 쉽게 적용 가능한 방법입니다. 서버에 흔적이 남는 메신저나 매체(카카오톡, 문자, 이메일, 페이스북 메시지 등)를 이용해 기록을 남기세요. 해당 사건과 그 당시 본인의 감정을요. 가급적 피해 당일 남기는 것이 좋고, 구체적으로 기록할수록 좋습니다. 본인 스스로 남겨도 좋고(받는 사람 연락처에 내 번호를 입력하고 문자 전송, 카카오톡은 '나와의 채팅 기능' 활용), 상담센터의 온라인 상담 창에 남기는 것도 좋습니다. 직계가족에게 남기는 것도 좋아요. 1~3명이면 돼요. 믿을 만한 가족이어야 합니다. 다만, 또래 친구나 선생님에게 남기는 것은 또 다른 소문을 만들 수 있어서 추천하지는 않아요.

내용은 이런 방식으로 기록하면 됩니다. "3시간 전에 화장실에 갔는데 친구 A가 '고자로 만들어 줄게. 불알 하나 터져도 살 수 있대.' 하고 말했다. 나는 너무 수치스럽고 기분이 나빴다."

기록에 담기면 좋은 것들은 '구체적 사실(행동, 언어, 표현 등), 피해 사실 발생 시간과 장소, 피해자의 피해 감정' 등입니다. 추후 이 기록들을 가지고 부모님께 이야기하세요. 그러면 부모님께서 담임 선생님, 교장 선생님 등과 협의해서 처리하실 거예요.

❷ 가해자에게 사과를 요청한다

통상적으로 이런 성범죄는 면식범(아는 사람)이 가해자인 경우가 많습니다. 아동, 청소년 피해자의 47%가 면식범에게 피해를 봤다는 통계도 있어요. 성인들의 경우에도 회사 등에서 아는 사람에게 기분 나쁜 성희롱을 당한 경우가 압도적으로 많다고 해요.

자, 이런 면식범에게는 이렇게 대응하는 것이 좋습니다. 아는 사이이기 때문에 가해자의 연락처를 입수하기가 상대적으로 쉬울 거예요. 연락처를 알아내서 사과를 요청해 보세요. 역시 이번에도 '구체적 사실(행동, 언어, 표현 등), 피해 사실 발생 시간과 장소, 피해자의 피해 감정' 등이 드러나도록 문자를 보내세요. 예를 들어, "내가 3시간 전에 화장실 갔을 때 네가 '고자로 만들어 줄게. 불알 하나 터져도 살 수 있대.'라고 말한 거 사과해. 나, 굉장히 수치스러웠어." 이렇게요. 상대방은 보통 사과를 하지 않고 회피할 거예요. 보통 이런 반응을 보여요. "내가 왜 사과하냐. 아까는 가만히 있다가 이제 와서 난리야. 웃기네."

이 정도 답장이 오면 충분합니다. 사과는 받아내지 못했지만, 해당 가해 행위를 스스로 서술, 인정한 꼴이기 때문입니다. 만약 상대방이 사과한다면 더 유리해집니다. 지금 당장 문제를 제기하지 않더라도 언제든지 사과했던 내용을 근거로 문제를 제기할 수 있습니다.

만약 상대방이 답장을 아예 하지 않는다면 어떻게 해야 할까요? 만나서 사과하라고 말해 보세요. 이때는 친구 등 제3자가 있는 상태에서 하는 게 좋습니다. 이 방법도 어렵다면 '(A) 카카오톡, 문자, 이메일 등에 일기처럼 남긴다'를 활용해 보기 바랍니다.

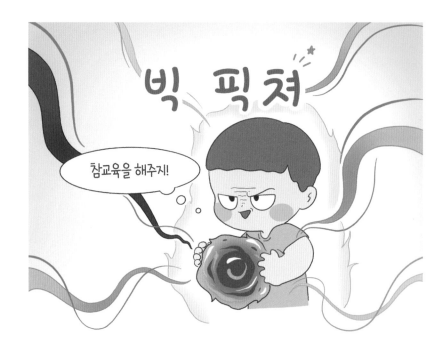

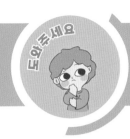

운동부 전지훈련에서
못 볼 걸 봤어요!

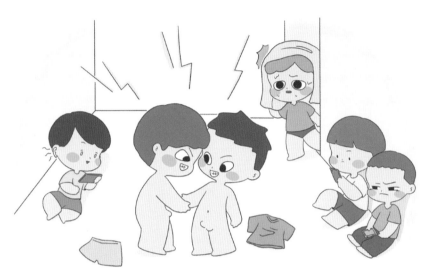

　"중학교 운동부예요. 전지훈련하러 갔는데 같은 방을 쓰는 일부 애들이 야한 얘기를 하더라고요. 저는 좀 불쾌해서 샤워를 하러 갔어요. 다 씻고 나오니까 애들이 벗고 있더라고요. 제 수건도 뺏으려고 하고, 장난이라며 놀리기도 했어요. 그러다 걔네끼리 바지와 속옷을 벗더니 발기시키며 춤추더라고요. 자기 음경을 만지다가 나중에는 서로의 음경을 만지고 장난을 쳤어요.

　너무 놀라고 기분이 더러워서 코치님께 말씀을 드렸어요. 코치님은 상황을 중재하기 위해 그쪽 애들 부모님과 친구들을 다 불렀어요. 그쪽은 변호사를 2명씩 데려와 오히려 제가 먼저 팬티를 입고 있었다며 주도자로 몰아갔어요.

억울해서 항변해도 저는 혼자라 쉽지 않았어요. 상대 변호사는 앞으로 운동부 생활을 계속 하려면 이런 이력 때문에 고등학교 진학이나 프로 진출이 어렵다고 회유해요. 결국 저도 부모님께 말씀드렸어요. 원래 자위를 남들 앞에서 서로 하기도 하는 건가요?"

이런, 감당하기 힘들었을 텐데 고생 많았어요. 이 사건은 누구나 감당하기 힘든 일이 맞아요. 그 힘든 상황을 겪으면서 친구가 포기하지 않은 게 너무 대견해요. 지나온 과정에 대해서, 앞으로 어떻게 하면 좋을지 이야기해 봅시다.

본인이 겪은 상황들은 그동안에도 번번이 일어났어요. 남성들만 있는 남학교나 전지훈련 등으로 합숙할 일이 있는 운동부, 샤워나 생활 전체를 같이하게 되는 군대 등에서 이런 일이 발생했었지요.

집단으로 모여서 생활하게 되면 화장실 다녀오는 시간, 쉬는 시간, 샤워하는 시간, 옷 갈아입는 공간 등을 통제하는 생활을 함께하게 됩니다. 그러다 보면 사생활로 여겨져야 하는 개인적인 행동들도 부득이하게 남들과 함께할 수밖에 없는 상황이 생겨요. 그러는 와중에 다소 폭력적이거나 습관적으로 상대방을 배려하지 않는 사람 혹은 집단이 이런 행동을 하는 경우가 많았어요. 성적으로 과장하거나 불쾌감을 주는 행동을 하고 당혹스러워하는 상대의 리액션을 보고 재미를 느끼더라고요.

과거 군대에서는 샤워 시간에 일부 선임 병사들이 후임 병사들에게 소변을 본다든지, 성기에 대해서 비하 발언을 하는 등 갖가지 괴롭힘이 있기도 했어요. 또 운동부에서 전지훈련을 가서 낮잠을 자는 시간이 있었는데, 그때 일부 고학년들이 저학년들에게 성관계를 묘사하는 춤을 추거나 소리를 내기도 했었죠.

참 별로예요. '맞다', '틀리다'를 넘어서 정말 수준 낮은 행동이에요. 새로운 것을 남들에게 보여서 관심을 끌고 인정받으려는 심리가 반영된 것으로도 볼 수 있는데요. 그런 것들은 상식적으로 상대에게 불쾌감을 주지 않는 선에서 하는 게 당연한데, 그 당연한 것조차 설명해야 하는 안타까운 상황인 거죠. 그런데 이런 비상식적인 일이 심심치 않게 발생하고 있어요. 물론 모두가 이렇게 행동하는 건 아니지만, 내가 그 상황 속에 있지 말라는 법은 없잖아요. 내가 이런 일을 당했을 때 어떻게 대응하면 좋을지 함께 생각해 봅시다.

‡ 불쾌감을 솔직하게 표현하고, 기록을 남겨요

처음에 이런 상황이 생긴다면 많이 당혹스러울 거예요. 망설이지 말고 그 자리에 있는 사람들에게 불쾌함을 표시한 후 빠져나오세요. 상대방을 설득하려고 하거나, 좋게 넘어가야겠다는 생각은 하지 마세요. 그냥 본인의 감정대로 말하고 나오세요. 상대방을 쳐다볼 필요도 없어요. 눈을 마주치면 괜히 주눅들 수 있으니까요. 본인이 그렇게 감정 표현을 한다고 해서 무례한 게 아니에요.

그다음 곧장 담임 선생님이나 코치님을 찾아가 문제를 제기해도 되지만, 그전에 기록해 놓는 것을 추천해요. 본인에게 문자를 보내거나 카카오톡 등 SNS를 이용해도 좋아요. 클라우드 시스템에 백업이 되는 '네이버 메모'나 '구글 캘린더' 등에 기록을 남겨도 됩니다. 사건 내용과 그 당시 본인의 감정을 쓰면 되는데, 길게 쓰지 않아도 돼요. 몇 시에, 어디에서, 누가 어떤 행동을 해서 본인은 어떻게 대처했고, 기분이 어떠했다고 쓰면 됩니다.

예를 들어, '20분 전에 샤워하고 다 벗고 나온 A가 다른 친구 B, C와 내가 있는 자리에서 춤을 췄다. 그러다가 본인 음경을 만지며 자위하는 움직임을 취했고, 나는 기분이 더러웠다. 하지 말라고 몇 번 말했는데 오히려 날 놀려서 화를 내며 방에서 빠져나왔다. 다시는 그 방에 들어가기 싫고 자꾸 그 장면이 떠올라서 괴롭다.' 이런 식으로요. 일관성 있고, 신빙성 있는 피해자의 기록들이 남아 있다면 처벌하는 데 훨씬 수월합니다.

이런 기록들을 2~3개라도 해놓았다면 그다음으로 가능한 한 빠르게 문제를 제기하는 게 좋습니다. 당일에 못 했다면 바로 다음 날에라도요. 참는 과정도 힘들지만, 참아내는 시간을 상대방은 악용하기도 해요. '진짜 힘들었으면 왜 곧장 문제를 제기하지 않았느냐. 지어내는 거 아니냐.' 이런 식으로 몰고 가기도 해요. 하지만 시간이 두세 달 지났다고 해도 상대방을 처벌할 수 있고, 내가 위로받을 수 있으니 늦었다고 망설이지는 마세요.

‡ 증거를 확보하고, 일관성 있게 진술해요

시간이 좀 흐른 뒤 문제를 제기할 때는 해당 행동을 했다는 가해자의 사과 혹은 주변 증인 등을 확보해 놓는 게 좋아요. 앞에서 한 번 설명했었죠? 가해자에게 과거의 일에 대해 사과하라고 문자나 카카오톡 메시지로 요청하세요. 통화로 한다면 꼭 녹음하고요. 만약 사과를 한다면 그 자체가 범행을 인정하는 것이 되기 때문이에요. 오히려 "왜 인제 와서 사과해야 하냐!"고 발끈하는 답이 나오기도 하는데, 그래도 좋아요. 사과는 못 받더라도 그 대답 또한 자신의 범행을 인정한 거예요.

마지막으로 한번 더 강조할게요. 일관성 있는 진술이 중요하다는 것 잊지 말아요! 수사에 들어가면 피해자인 나도 긴장하게 되고, 기억의 혼란이 올 수 있으니 반드시 진술을 구체적으로 정리해 놓은 후 문제 제기하는 것이 좋아요!

혹시 다음에 이런 상황이 또 생긴다면 경황이 없더라도 가능한 한 녹화 말고 녹음을 하세요. 촬영하면 상대방 신체가 찍혀서 불법 촬영 등으로 문제가 될 수 있어요. 상황을 증명할 수 있는 대화 내용만 녹음하면 돼요. 가끔 몰래 녹음하는 것도 불법 아니냐고 걱정하는데, 본인이 대화에 참여하고 있다면 상대방 동의 없이 녹음해도 문제없어요.[3] 녹음을 하면 상황이 어떠했고, 가해자의 의도와 행동이 어떠했는지 그대로 남길 수 있어서 좋습니다.

누구도 자위를 남들 앞에서, 그것도 서로 만지는 방식으로 하지 않아요. 어느 누가 똥을 남들 앞에서 싸고 뒤처리를 서로 해주겠어요. 또 이런 행동을 보고 싶은 사람이 누가 있겠어요. 본인은 교통사고를 당한 피해자와 같아요. 피해자가 위로받고, 치료받는 것은 이상하지 않죠? 가해자가 책임지는 것은 당연하고요. 여러분을 도와줄 수 있는 사람은 많고, 도와줄 방법도 있어요. 혼자서 참고 감내하지 마세요. 운동부 유지는 코치님 등 어른들이 해결할 문제고요. 피해자로 기록되는 건 위로받을 일이라서 고등학교 진학이나 프로 진출에 장애가 되지 않아요. 무엇보다 본인이 여기서 참고, 혼자 감당하기만 했다면 앞으로 또 비슷한 상황이 생겼을 때 계속 참아야 했을 거예요. 문제 제기한 것, 참 잘했어요.

---

3 몰래 상대방과의 대화를 녹음하는 '비밀녹음'은 원칙적으로 위법하지만 정당한 사유가 있으면 허용되며, 이는 '제반 상황을 종합적으로 고려하여 사회윤리 내지 사회통념'에 따라 평가된다. [박종명 변호사(법률신문 판례해설위원)]

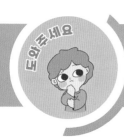

수련회에서 성추행을 당했어요. 어떻게 해야 할까요?

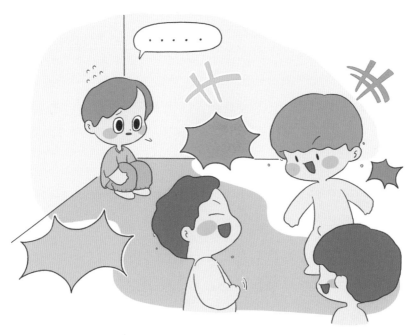

"수련회에서 성추행을 당했어요. 일부 친구들이 샤워하고 나와서 옷을 입지 않고 방을 돌아다녔어요. 그러면서 '재밌는 것을 보여 주겠다'며 자기 음경을 커지게 하더니 흔들었어요. 저는 당황했고 불쾌해서 피해 있었는데, 이 친구들이 저를 찌질하고, 약한 남자라며 놀렸어요. 나중에 제가 샤워하고 옷을 반쯤 입었을 때 친구들이 옷 입는 걸 방해했어요. 그러더니 제 음경을 붙잡고 자기들이 하던 것처럼 해보라며 장난쳤어요. 수련회 내내 힘들었고, 지금도 너무 힘들어요."

Q. 수련회에서 친구들에게 성추행을 당한 상황, 여러분이라면 어떻게 할래요?

   (A) 조용히 학교를 옮긴다.

   (B) 당한 만큼 입증한다.

자책하지 마세요. 누구라도 그런 상황이었다면 무기력하게 당했을 거예요. 본인이 지금 이렇게 버티고 있는 것만으로도 충분히 잘해온 거예요. 고생했어요. 이제는 우리가 도와줄게요.

이런 일이 흔치는 않아요. 학교 선생님들도 이런 일을 예방하기 위한 시스템을 만들면서 노력하고 있어요. 그런데도 이런 사각지대는 항상 생기고 상처받는 친구들도 생겨요. 여기서 본인이 조용히 학교를 옮긴다면 비슷한 상황이 생길 때마다 매번 상처받고, 현실적인 손해를 감수하며 힘든 시간을 겪어내야 해요. 이번에 대응하지 못하면 다음은 더 힘들 수 있어요. 또한 해당 가해자들은 득의 양양한 채로 비슷한 언행을 반복하게 될 가능성이 높고, 또 다른 피해자가 생길 수 있겠죠.

성희롱과 성추행 등으로 학교폭력위원회를 열거나 형사고발 혹은 민사소송 등을 진행하게 되더라도 직접증거 및 물적증거가 필요해요. 여러 번 강조하지만, 구체적인 증거를 확보한 후 다음 과정을 밟아나가면 좋겠습니다.

일단, 그날 수련회에서 입었던 옷을 찾아보세요. 친구들에게 거부 의사를 표현하는 과정에서 옷이 찢어지거나 구멍이 나는 경우가 많아요. 그랬다면 해당 옷을 사진으로 찍어 놓으세요. 수련회에서 그 옷을 입고 다 같이 활동하며 찍은 사진을 첨부하면 좋습니다. 그리고 핸드폰 액정을 확인해 보세요. 마찬가지로 거부 의사를 표현하는 과정에서 망가지는 경우가 많거든요. 그리고 상처 난 피부나 떨어진 단추 등 직접증거 및 물적증거를 찾아보는 게 좋습니다.

그런 다음에는 심리상담센터나 피해 사실 관련 신고 센터에 연락하는 것을 추천합니다. 심리적 안정을 위해서도 그렇지만, 해당 피해 사실로 인해서 상담 혹은 치료를 진행하고 있다는 사실이 유리하게 작용하기 때문입니다.

피해 사실 관련 신고 센터

- **각 지역 해바라기 센터** : 해바라기 센터는 2020년 기준으로 전국에 39개 센터가 있어요. 또한 365일 24시간 상담할 수 있습니다. 전화, 방문, 비공개 게시판, 카카오채널로도 상담할 수 있고 모든 내용은 비밀을 보장해요.
- **디지털 성범죄 피해자 지원센터** : 02-735-8994
- **한국 성폭력 상담소** : 02-338-5801

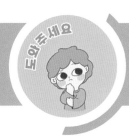

꼬때뛰 하면 안 돼요?
엉때뛰도 있는데…

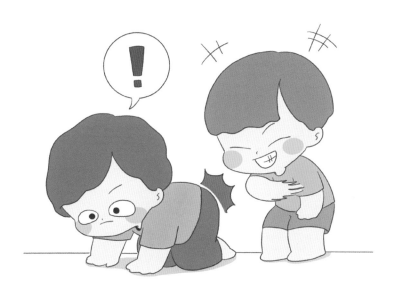

"7살부터 친한 친구가 있어요. 코로나 때문에 9개월 동안 못 보다가 오랜만에 만나 운동하고, 피자도 먹고, 재밌게 놀았어요. 그러다가 친구가 엎드려서 뭘 줍고 있길래 엉덩이를 때리고 웃었어요. 그런데 친구가 갑자기 정색하면서 울더라고요. 예전에도 비슷하게 놀았고, 학원에서 형들도 꼬때뛰와 엉때뛰는 많이 하는 장난인데… 친구가 왜 우는지 모르겠어요. 사과하는 게 좋을까요?"

참 어려워요. 우리가 흔히 '드립'이라고 표현하는 유머도 적정한 선을 지키는 게 쉽지 않아요. 많은 사람을 웃기고 싶고, 같이 즐거워지고 싶어서 한 말인데 분위기가 싸해진다면 참 곤란하죠. 농담과 장난도 비슷한 것 같아요. 한 명이라도 불편하거나 힘들면 더 이상 장난이나 농담이 아닌 게 되잖아요. 서로가 완전히 편안해야 가능한 거겠죠?

아쉽지만 본인은 장난이었는데, 친구는 불편했나 봐요. 그럴 수 있죠. 모두가 편안하면 참 좋겠지만, 우리가 매번 완벽하게 선을 지키고 예측 가능한 대화만 할 수는 없을 거예요. 인공지능으로 나누는 대화도 아니고, 우리는 각자 개성과 취향이 있고, 게다가 친구 사이라면 둘만이 쌓아온 이야기가 있으니까요.

중요한 것은 한 번도 틀리지 않는 게 아니라 틀렸을 때 잘 수습하고, 그 경험을 발판 삼아 더 나은 사람으로 되는 것이죠. '에이, 쟤는 뭐 저렇게 혼자서 진지해. 괜히 저래. 혼자만 예민해. 네가 문제지, 난 잘못한 거 없어.'라고 생각할 수도 있었겠죠. 하지만 사과하려는 태도를 갖고 고민한다는 점에서 우리 친구는 참 괜찮은 사람이 될 수 있을 것 같아요.

⚥ 성추행의 개념과 처벌

성폭력의 하나인 '성추행'은 강제추행을 의미해요. 언어적·비언어적 행동을 포함하는 광범위한 개념인 '성희롱'보다 구체적인 의미를 포함합니다. '성추행'은 성별과 상관없이 '성욕의 자극, 흥분을 목적으로 일반인의 성적 수치, 혐오의 감정을 느끼게 하는 일체의 행위(키스하거나 상대의 성기를 만지는 행위 등)'를 말합니다. 이때 폭행 또는 협박과 같은 강제력이 사용되는 경우를 '강제추행'이라고 해요. 강제 추행한 자는 형법 제298조에 따라 10년 이하의 징역 또는 1,500만 원 이하의 벌금에 처해집니다.

또한, 『성폭력범죄의 처벌 등에 관한 특례법』 제42조 제1항에 따라 신상등록 대상자가 되고, 같은 법 제43조 제1항에 따라 주소지 관할경찰서장에게 신상정보를 제출할 의무를 적게는 10년, 많게는 30년간 지게 된다고 해요.

위에 언급된 행위들에 '꼬때튀(고추 때리고 튀기)'가 있네요. '엉때튀(엉덩이 때리고 튀기)'도 성적 수치심을 줄 수 있다는 점에서 크게 다르지 않다고 볼 수 있어요. 그 외에 타인의 어깨를 강제로 만진다거나 손을 억지로 주물럭거리는 행위 등도 때에 따라 처벌받을 수 있으니 조심해야 하는 행동들입니다.

성추행에 대해 처벌하는 기준을 구체적으로 살펴보면 다음과 같아요.

1) 처벌 여부의 법리적 기준은 받아들이는 사람 기준이며, 피해자가 성적 수치심이나 혐오감을 느꼈는지 여부에 따라 성추행 여부를 판단함.

2) 추행의 목적이 없었어도 신체 접촉이 발생하게 되는 과정에 따라서는 처벌로 이어질 수 있음.

더구나 제3자가 고소할 수 없도록 했던 친고죄가 2013년 폐지되면서 처벌로 이어지는 과정이 수월해졌어요. 보안처분 제도를 도입해 유죄 확정 시 성폭력치료프로그램 이수 명령과 관련 기업에 취업이 제한되는 등 성추행 처벌은 점점 무거워지고 있어요.

내용이 많아서 놀랐죠? 이 무시무시한 내용을 법원이나 검찰청, 경찰서에서 수갑에 두 손 묶인 채로 듣는 것이 아니라 양손 자유롭게 이 책으로 보고 있다는 것이 다행이네요. 이제 알았으니까 함정을 피해 가면서 사회적으로 괜찮은 사람으로 완성되어 갈 수 있습니다.

2장

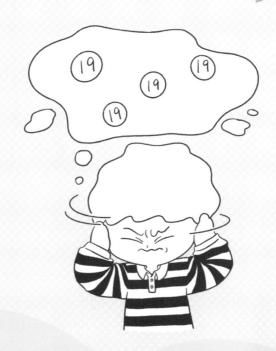

야한 걸 봤다가 힘들어졌어요

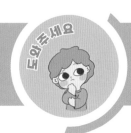
똥구멍에서 나오는 감자가
자꾸 생각나서 괴로워요!

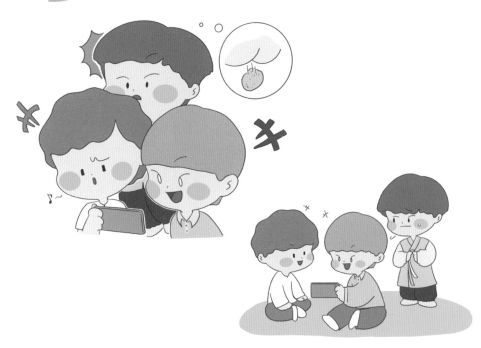

"초등학교 5학년을 앞둔 설날에 대학생 사촌 형들이 불렀어요. 쭈뼛쭈뼛 가니까 형들이 물어보더라고요. 야동을 아냐고요. 저는 모르니까 먹는 거냐고 물어봤는데, 갑자기 자기들끼리 웃더니 찌질하다고 가라고 하더라고요. 굉장히 치사하고 비열한 표정이었어요. 아무 말도 못하고 구석에 있는데, 형들이 뭔가를 폰으로 보길래 슥 가서 봤더니 똥구멍에서 감자가 나오는 듯한 영상이었어요.

그 이후로 잘 때마다 생각나고, 가끔 엄마가 지나가실 때 엄마 얼굴이 그 감자처럼 보이기도 해요. 제가 잘못하는 거죠? 자꾸 그 장면이 생각나고 죄책감이 들어서 괴로워요…!"

자책하지 말고, 다시 떠올리며 괴로워하지 말아요. 본인의 잘못이 아닙니다!

만약 음주 운전자가 시속 180km로 차를 몰아 인도에서 신호 대기 중인 나를 치었다면 누구의 잘못인가요? 운전자의 잘못이죠. 마찬가지예요. 본인은 야동(음란한 내용의 영상물, 성착취물)이라는 게 뭔지 몰랐고, 사촌 형의 핸드폰을 들여다봤을 뿐이에요. 본인 잘못은 없어요. 목욕탕에 처음 간 아이가 물이 얼마나 뜨거운 줄 모르고 아저씨들 가득 모여 있는 열탕에 발을 담그면 화들짝 놀라겠죠? 놀란 아이는 잘못이 없어요. 예상치 못했고, 처음 겪는 자극이 들어와 당황스러운 것뿐인 거죠.

사람마다 차이가 있지만 시각적 이미지는 사람들 뇌리에 강하게 남아요. 예를 들어, '행복한 느낌의 햇살'이라고 했을 때 머리에 떠오르는 건 예쁜 구름과 햇살 가득한 하늘이겠죠. 본인이 눈으로 봤던 것들 중 인상 깊은 어떤 이미지일 가능성이 높아요. 이처럼 새롭고 강렬한 자극으로 기억된 이미지는 뇌에 장기적으로 저장되기도 하고, 주기적으로 떠오를 수 있습니다. 그 영상이나 사진이 계속 떠오르고, 엄마 혹은 지나가는 사람에 그 이미지가 겹쳐 보이는 건 본인이 조절하기 어려운 부분이에요. 앞으로도 그냥 핸드폰을 만지거나 유튜브를 볼 때, 친구랑 게임을 하다가도 이런 상황이 생길 수 있어요. 그때마다 매번 괴로워하고 자책하면서 그 순간을 곱씹으면 본인만 불행해져요.

⧧ 성착취물의 개념와 처벌

야동과 같은 성착취물을 처음 보게 되면 비상식적이라고 생각할 수 있어요. 드라마나 영화에 나오는 뽀뽀와 포옹 수준이 아니기 때문이에요. '야동'은 성관계를 찍은 영상이에요. '성착취물(음란물)'[1]이라고도 하죠. 많은 초등학생, 중학생 친구들이 '성착취물을 접한 첫 순간'을 이렇게 기억한다고 합니다. '똥 싸는 것을 찍어 놓은 영상', '똥이 똥꾸멍에서 빠져나오는 것을 찍은 영상' 등등. 굉장히 불쾌했고, 놀랐고, 계속 생각나서 죄책감을 느끼고 괴롭다고요.

예능 프로그램에서 출연자 A가 화장실로 도망치는 걸 촬영하는 것까지는 이해가 되지만, 출연자 A가 화장실 안에서 대변을 보는데 그의 항문에서 대변이 나오는 것을 촬영하고 방송에 내보낸다면 그건 비상식적이지 않느냐는 비유에 많은 학생들이 공감하더라고요. 사회문화적인 통념과 상식에 비춰 볼 때 야동(성착취물)이 모든 곳에서 쉽게 통용되지는 않아요. 차후에 이런 인식이 바뀔 가능성이 아예 없다고 말할 수는 없지만, 각 국가나 문화권마다 야동(성착취물)을 대하는 온도가 다른 게 사실이에요. 중요한 건 우리나라 문화 안에서는 법적으로 허용되는 폭은 좁다는 거예요. 쉽게 말해서 당당히 "나, 야동 본다", "같이 야동 보자!"라고 말하기 어려운 분위기인 거죠. 성착취물을 소지(저장)하거나, 공유하거나(유포), 모방(촬영, 녹음) 등을 하면 처벌 대상이 됩니다.

사회와 문화를 바꾸거나 적응하는 방향은 지금 시점에는 고려하지 않으면 좋겠어요. 이제 처음 성착취물을 접했고, 그 과정과 내용 자체가 상쾌하지 않았잖아요. 그리고 무엇보다 그 이미지들과 경험이 본인을 괴롭게 하고 있잖아요. 지

---

1 '음란물'이란 표현은 성범죄 피해자에게 상처를 줄 수 있어 사용을 지양하고 '성착취물'의 표현으로 대체한다.

금은 본인의 마음이 편안해지는 데에 집중하면 좋겠어요.

'야동을 보게 된 것은 내 잘못이 아니다. 야동을 만들고, 조회 수를 올리기 위해 광고 혹은 그 외의 불법적인 수단으로 돈을 버는 사람들이 잘못이다. 그 장면이 계속 생각나서 괴롭고, 내가 그때 그 자리에 없었으면 이런 일이 벌어지지 않았을 텐데 하는 죄책감이 들지만 괜찮다. 원래 이런 강렬한 자극과 경험은 한 번에 잊히지 않는다. 남이 똥 싸는 장면을 영상으로 보더라도 아마 그 충격과 공포는 한동안 계속될 것이다. 당연하다. 그러니 괜찮다. 이유를 알았고, 그 과정에서 내 잘못은 없었다.' 이렇게 정리하면 좋겠어요.

그래도 계속 죄책감이 들고 그 장면이 생각나거든 부모님에게 말하세요. 본인이 무척 놀랐고, 자책하고 있다고요. 영상 내용을 이야기하는 게 아니라 그 당시 감정을 솔직하게 이야기해 보세요. 아마도 부모님께서 손을 꼭 잡아주실 거예요. "너는 피해자다. 사고를 당한 피해자와 같아." 하고 위로해 주실 거예요. 그 순간들이 잘 지나가도록 함께해 주실 테니 엄마, 아빠에게 솔직하게 털어놓는 것도 하나의 방법입니다.

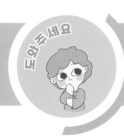

야동을 보고 부모님께 혼났어요. 그런데도 계속 생각나요. 어쩌죠?

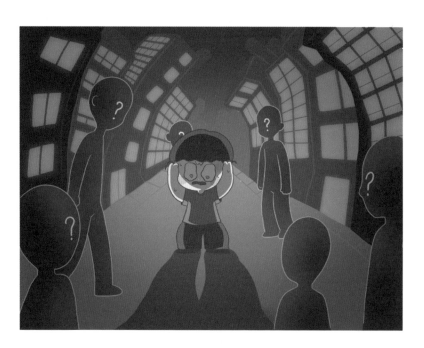

"초 5예요. 최근에 처음으로 야동을 알게 됐어요. 계속 생각나서 한동안 괴로웠어요. 계속 생각이 나니까 추천 검색어로 뜨는 걸 이것 저것 클릭해 봤어요. 알아서 다음 걸로 넘어가기도 했고요. 근데 엄마가 제 시청 기록과 검색 기록을 보고 많이 혼내셨어요. 폰도 뺏겼고요. 통제도 더 심해졌어요. 그런데도 계속 생각나요. 학원 선생님이나 지나가는 여자들에게 내가 야동에서 본 행동을 하면 어떻게 반응할까 상상하게 돼요. 괴로워요. 저는 이제 처음으로 돌아갈 수 없나요?"

누구에게나 첫 순간은 있습니다. 본인에게도 첫 순간이 있듯이 엄마와 아빠에게도 첫 순간이 있었을 거예요. 엄마와 아빠도 처음부터 엄마, 아빠는 아니었어요. 분명 꿈이 많은 소녀, 소년이었을 거예요. 지금은 시대가 바뀌었고 현재 역할은 부모지만, 성착취물을 처음 접한 순간에는 큰 차이가 없더라고요.

생각해 보세요. 세상에 어떤 4~5세 아이가 '이 세상에는 야동이라는 게 있겠구나! 막 찾아보고 싶다! 재밌겠다.'라고 혼자 떠올릴 수 있을까요? 누군가가 알려주거나 우연히 보게 되는 등의 상황에 접하게 되고, 그것에 반응하게 되는 거죠. 대부분의 사람은 성착취물을 처음 접하는 순간 당황하게 되고, 자신도 모르게 위축돼요. 어쩌다 야동(성착취물)을 접했다고 해서 누구도 혼낼 자격이 없는데 말이에요. 놀란 본인을 부모님이 혼냈다면 그건 부모님이 잘못하신 거예요. 올바른 가치 기준을 알려 주기 위해 엄하게 꾸짖었다 해도요. 같은 소년, 소녀 시절을 경험해 놓고 일방적으로 비판하다니요. 시대가 다르다 해도 누구도 이런 상황에서 자유로울 수 없다는 걸 경험해 보셔서 아실 텐데 말이에요. 서로 위로하고 공감하는 게 먼저라고 생각해요.

성과 관련된 검색을 몇 번 해봤다고 해도 혼날 일은 아니에요. 많은 사람이 "여성 캐릭터 이름 + 비키니", "여자 가슴과 남자 가슴 차이", "살색 수영복" 등을 검색하기도 해요.[2] 검색하는 단계까지는 잘못한 게 아니에요. 본인이 알고 있는 욕설이 있죠? 대부분의 사람이 적어도 한 개 이상의 욕설을 알고 있을 거예요. 그 욕설을 처음부터 알고 태어나나요, 살면서 알게 되나요? 당연히 태어난

---

2 구글이나 네이버 등 많은 검색 서비스에서 이런 키워드들이 검색되었고, 해당 서비스 회사에서는 선정성이 과도해서 여러 가지 우려가 있는 콘텐츠들은 제재하려고 노력하고 있다.

후에 살면서 알게 됩니다. 어떤 사람이 태어나면서 "응애" 하고 소리 내지, "XX! 낳아주셔서 감사합니다! XX!" 이러지는 않아요. 욕설을 인지하고 알아듣는 것 자체가 본인 잘못인가요? 7~8세에서 12세 전후 정도에 욕설을 처음 접하는 경우가 많아요. 해당 단어가 이해되지 않아서 부모님에게 뜻을 물어본다든가, 검색하는 것 자체가 도덕적으로 비난받고 혼나야 하는 일인가요? 아니잖아요. 그 욕설의 뜻을 알고 나서 어떻게 행동하는지가 중요하죠.

욕설과 성과 관련된 것(성착취물 포함)을 알게 되는 상황은 저나 여러분이나 부모님이나 다른 사람 모두가 겪는 상황이고 과정이에요. 이런 경험은 모두 예상치 못했어요. 우리는 인생의 모든 경험을 통제할 수 없죠. 그러나 이후의 스스로의 행동은 선택할 수 있어요. 해당 욕설이 얼마나 불쾌한 뜻을 내포하고 있는지 이해했다면 최대한 조심하면 됩니다. 누구도 오랜만에 만난 담임 선생님께 반갑다며 욕으로 인사하지 않아요. 상대가 불쾌할 수 있음을 스스로 판단하고, 상황과 대상에 맞춰서 문장을 만들고 단어를 선택하죠.

성착취물을 보게 되는 첫 순간을 맞이한다고 해도 내 잘못이 아니니 죄책감을 갖지 마세요. 누구나 처음은 있고 대부분 의도치 않게 일어나요. 이런 상황은 본인이나 선생님, 엄마나 아빠 모두 비슷하게 겪는 상황이라는 걸 잊지 마세요. 이 상황에서 어떻게 반응하느냐가 본인의 수준을 결정하는 것이니, 본인을 낮은 수준의 사람으로 만들지 마세요. 같은 상황을 계속 만들지 않는 것이 가장 현명해요. 이런 상황이 생기면 같이 극복하도록 해요! 가장 가까운 사람에게 이야기해도 괜찮아요. 혼내지 않아요. 손 한번 꽉 잡아줄게요. 그 상황을 겪었다 해도 우리 친구는 그대로고 경험만 달라진 것이니까요.

성착취물을 소지하거나, 친구한테 공유하고 설명하거나, 성착취물을 따라 해보거나, 그 모습을 그리는 것은 하지 마세요. 또 그 내용이 모두 진실이라고 믿지 않아야 합니다. 당연한 이야기지만 성착취물을 모방해서 나의 몸이나 남의 몸을 찍어도 안 돼요.

　　안타깝지만 성착취물을 보기 전으로 돌아갈 수는 없어요. 본인도 그렇고, 우리 모두 그렇습니다. 오히려 한 단계 성장하는 기회로 삼아보자고요. 이런 자극이 들어와서 괴로운 순간이 있었지만, 본인은 그것을 극복하고 세상을 폭넓게 보는 수준으로 올라서는 사람이 될 수 있어요.

　　학원 선생님이나 지나가는 여성들은 성착취물에 등장하는 캐릭터와 확실히 달라요. 성착취물 속 등장인물은 캐릭터 콘셉트에 맞춰 연기하는 것이기 때문이에요. 본인부터도 그 연기자와는 다르잖아요. 그 차이를 구분하려고 노력해 봅시다. 소년, 소녀였던 부모님이 해냈듯이 본인도 할 수 있어요!

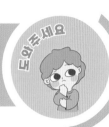
친구들이 저질 댄스를 추고, 이상한 영상 챌린지를 해요!

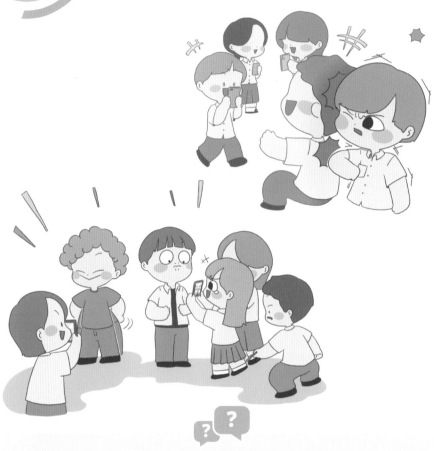

"요즘 애들이 모여서 폰으로 이상한 걸 찍고 놀아요. 폰을 휘두르면서 막 찍어요. 손대지 않고 물병 뚜껑 따기, 친구 놀래키는 몰카 같은 거요. 하교할 때도 폰 있는 몇몇 애들 중심으로 뭉쳐서 찍고 놀아요. 거기 안 끼면 뭔가 밀려난 기분이에요. 놀이터에서 형들이랑 그렇게 놀기도 해요. 이런 거 찍어도 괜찮은 건가요? 옆 학교에서는 친구 다리 사진 찍은 걸로 학폭위가 열렸다고 하던데… 무섭기도 해요."

잘 모르면 막연하고, 막연하면 두려울 수 있어요. 반대로 잘 알면 명확하고, 명확하면 당당할 수 있죠. 무엇부터가 성착취물이고, 어디부터가 위험할까요?

쉽게 '야동(야한 동영상)'이라고 표현하거나 '성착취물(음란물)'이라고 하는데, 사전적 정의와 개념은 조금 달라요. 크게 '성 표현물'이라는 범주가 있고, 그 안에 '성착취물'이 포함된다고 생각하면 됩니다. 성 표현물은 '성(신체나 성적인 욕구 등)에 관한 표현물' 또는 '성을 소재로 하거나 성에 대한 내용을 다룬 표현물'로 긍정적인 면과 부정적인 면을 모두 포함해요. 보통 말하는 '음란물'은 '음란'이라는 단어에서 알 수 있듯이 음탕하고 난잡한 면이 있어 부정적인 영향을 끼칠 수 있기 때문에 사회에서 법적으로 규제해요.

‡ 성 표현물의 구분

성 표현물은 3가지 정도로 구분할 수 있어요.

① 청소년들도 볼 수 있는 성 표현물(성교육물 : 이 책이나 학교 성교육 시 활용하는 자료들)

② 청소년은 볼 수 없지만, 성인은 볼 수 있는 성 표현물(영화나 드라마 중 청소년 관람불가로 표시된 것)

③ 청소년과 성인 모두 볼 수 없는 성 표현물(음란물, 성착취물)

위의 세 가지 중에서 ②, ③을 혼동하는 경우가 많아요. '② 청소년은 볼 수 없지만, 성인은 볼 수 있는 성 표현물' 중 영화의 경우를 볼까요. 영상물등급위원회에서는 다음 두 가지 기준으로 등급을 정합니다. 첫째, 성적 맥락과 관련된 신체 노출이 직접적으로 표현되어 있으나 음부 등을 강조하여 지속적으로 노출하지 않은 것. 둘째, 성적 행위가 구체적이고 지속적이며 노골적으로 표현된 것.

이런 기준에서 선정성의 요소가 과도하며, 표현의 정도가 구체적이고 노골적이라고 판단한 영상이 바로 ②의 경우에 해당됩니다. 이런 영화는 성인들은 볼 수 있고 청소년은 볼 수 없지요. 성인 보호자의 지도가 있어도 볼 수 없어요.

청소년과 성인 모두 볼 수 없는 성 표현물(성착취물)은 성기의 직접적인 묘사와 체모까지 표현된 것을 말해요. '어른들은 볼 수 있지 않나?'라고 생각하는 경우가 많은데, 앞서 말한 것처럼 우리나라에서는 성인들 또한 『형법』이나 『정보통신망 이용 촉진 및 정보보호 등에 관한 법률』로 처벌되고 있어요.

학생들이 우물쭈물하다가 자신도 모르게 넘게 되는 선은 이렇습니다. 콧구멍 염사, 연사 찍기 놀이, 흑역사 저장, 움짤 저장, 화장시키고 저장…. 실제로 초등학교와 중학교에서 많이 문제가 되었던 이슈들이에요. 핸드폰으로 친구 얼굴을 찍고 콧구멍을 확대한 후에 돌려보면서 웃거나, 단톡방에 올리거나, 연사(연달아서 사진 많이 찍기)로 친구의 머리부터 발끝까지 마구잡이로 찍고 웃긴 표정이나 이미지를 만들거나, 친구가 침 흘리며 자는 모습이나 화장실에서 대변을 보는 상황을 급습해서 찍거나, 자극적인 움짤[3]을 친구들에게 뿌리거나, 특정 아이에게 아이돌 화장을 시키거나 여장을 하게 해서 사진을 찍어 돌리는 경우입니다.

그냥 단순하게 노는 것에서 시작됐을 거예요. 새로운 시대, 새로운 기기를 활용한 새로운 놀이고 문화라고 할 수도 있어요. 하지만 그 놀이에 상처를 받는 사람이 생겨서 처벌을 받는 경우가 많다는 것을 알고 조심하면 좋겠습니다. 또 연사 놀이를 하던 중 치마를 입은 다리가 나도 모르게 찍힌 경우, 찍힌 사람에게 성적 수치심을 줄 수 있어요. 이전에는 '몰카'라고 표현했지만 이제는 '불법 촬영물'로 표현해요. 그만큼 단순한 장난이 아니라는 경각심을 가져야 해요.

---

3 움짤 : 영상과 사진의 중간 정도 지점으로 1~3초 정도 영상, 이미지를 이어놓은 것. 보통 gif파일 등으로 공유한다.

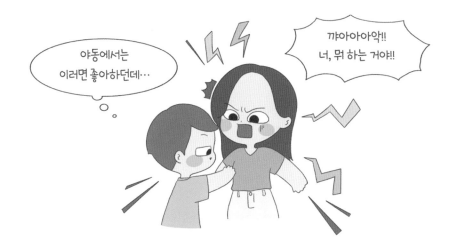

『성폭력범죄의 처벌 등에 관한 특례법』제14조를 보면 '카메라등이용촬영죄'는 카메라 등을 이용해 성적 욕망 또는 수치심을 유발할 수 있는 타인의 신체 사진을 찍는 경우에 해당해요. 이 범죄를 저지르면 5년 이하의 징역형 또는 3천만 원 이하의 벌금형이 내려집니다. 또한 '촬영 당시 촬영 대상의 의사에 반하지 않더라도 이후 동의 없이 촬영물을 배포하거나, 직접 촬영하지 않고 불법 촬영물을 배포해도 처벌 대상이 될 수 있다.'라는 내용도 있는데요. 서로 사진을 찍어 사진 속 콧구멍을 확대해 돌려보거나, 자는 모습을 희화화해서 찍었어도 차후에 해당 사진을 뿌리거나 하면 처벌이 가능한 거예요.

우리가 마블 같은 히어로 영화를 보고 그대로 따라 하지는 않죠? 아이언맨이 날아다니는 모습이 멋있다고 옥상에 올라가서 뛰어내릴 사람은 없을 거예요. 영상으로 찍어놓고 보면 재밌고 따라 하고 싶을 수는 있지만, 현실에서 실행했을 때는 별로 재미도 없고 불편할 거예요. 게다가 상대방에게 성적 수치심 줄 수 있겠죠. 굳이 처벌만을 머릿속에 넣을 필요는 없지만, 조금만 선을 넘으면 처벌 가능성이 있다는 사실을 꼭 기억하기 바랍니다.

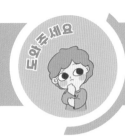

아빠와 야동을 같이 보면서
배워야 하는 걸까요?

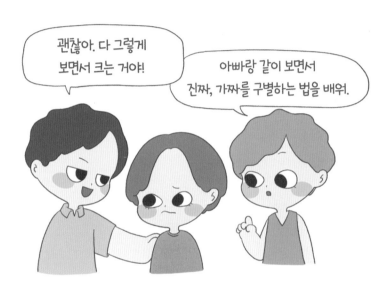

괜찮아. 다 그렇게 보면서 크는 거야!

아빠랑 같이 보면서 진짜, 가짜를 구별하는 법을 배워.

"중 2예요. 야동에 대해서 말이 다 달라서 헷갈려요. 아빠는 그렇게 보면서 크는 거라고, 자연스러운 거라고 말씀하세요. 어떤 애들은 당연한 거라고 말하기도 하지만, 어떤 애들은 더럽다고 소리쳐요. 엄마는 아빠랑 같이 보라고, 그러면 진짜와 가짜를 구분할 수 있어서 판단이 가능할 거라고 하세요. 아빠랑 보기 너무 부담스러운데… 꼭 그래야 하나요?"

아빠랑 같이 보라고요? 그건 아니에요. 추천하고 싶지 않아요. 아무리 아빠와 관계가 좋고, 야동을 보는 게 자연스러운 거라고 해도 성적인 부분을 부모님과 함께 하는 건 어려워요. 꼭 그래야만 하는 것도 아니고요.

가족 사이에 편안하게 성에 대해서 대화를 나누면 좋겠지만 완전히 편안할 수 있을까요? 성이라는 주제가 개인적인 이슈이기도 하고, 아빠와 아들 각자의 감수성이 달라요. 아빠가 그 상황을 편하게 느낀다고 해도 내가 불편하고, 내가 편하다고 해도 아빠가 불편할 수 있어요.

게다가 부모님은 나와 일상을 함께 하잖아요. 일상은 항상 행복하고 평화로울 수 없죠. "밥 잘 챙겨 먹었느냐", "어제 몇 시에 잤느냐", "시험 성적 왜 이러느냐", "학원 잘 다니고 있느냐" 등 잔소리나 칭찬이 오고 가잖아요. 서로의 관계나 감정이 좋았다가 안 좋았다가 할 수 있어요. 그런데 야동을 같이 보면서 판단할 수 있도록 돕는다고요?

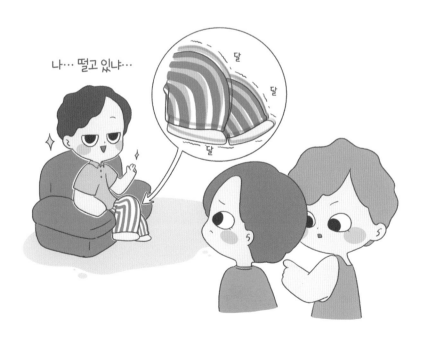

그럼 야동을 같이 볼 때도 이렇게 잔소리를 하실 텐데 같이 볼 이유가 없죠. 어차피 혼나기만 하는 건데 자녀 입장에서 왜 같이 보겠어요. 진심으로 교감하고 마음에 와닿는 대화가 어려워요. 간혹 가능한 부모, 자녀 관계도 있지만 그것을 기준 삼아 일반화하는 건 무리가 있고, 현실에서 당장 적용하기 어렵습니다. 부모 자녀의 관계에서 야동을 같이 본다는 것도 어색하고, 성교육을 집에서 하는 것도 쉬운 일이 아닙니다.

‡ 성착취물을 받아들이는 태도와 판단 기준

야동(성착취물) 자체를 아예 다 나쁘다고 하기는 어려워요. 보는 관점에 따라서 다른 평가들이 있고, 지금도 논쟁이 많기 때문이에요. 단순하게는 '인간의 행동을 찍은 영상물 혹은 인간의 호기심과 욕구를 충족시켜주는 콘텐츠'라고 이해하기도 하는데요. 이제는 고유명사가 된 '먹방'이나 요리하는 동영상, 게임하는 동영상, 사랑을 다루는 대다수의 드라마도 이런 맥락에서는 비슷하게 일치하는 면이 있다고 평가하기도 해요.

다만 문화적, 사회적 기준 안에서 해당 영상물이나 콘텐츠를 스스로 판단할 줄 알아야 하는데, 야동(성착취물)은 그게 쉽지 않아요. 만약 매일 보는 프로그램이나 뉴스에서 심한 욕설이 나온다면 당황스럽겠죠? 기존 방송에 나오던 것과 확연하게 다르니까요. 유튜버가 실제 상황이라고 올린 영상이 주작(없는 사실을 꾸며 만듦)이라고 밝혀지거나 뒷광고였다는 사실이 밝혀지면 우리는 유튜버들에게 도덕적 잣대를 들이대며 분노하고, 법적으로 처벌하려고 하죠.

TV와 라디오 등에는 심의기관인 방송통신위원회가 있고, 유튜브와 SNS 같은 뉴미디어에는 사용자들이 스스로 견제하는 문화가 있어요. 그런데 야동(성착취물)은 뒤(음지)에서 퍼져요. 당당하게 논의되는 문화가 아직은 아니에요.

결론적으로 사람마다 다르게 받아들일 수밖에 없는 상황이라는 거예요. 받아들이는 사람에 따라 더럽게 느끼기도 하고, 자연스럽게 느끼기도 해요. 그렇기 때문에 스스로 중심을 가지고 상식적인 것과 아닌 것을 판단하려는 태도가 중요합니다. 다들 알아서 접한다고 쉽게 말하는데, 그 순간 무엇을 접하느냐에 따라서 야동(성착취물)을 받아들이는 태도와 판단 기준이 달라질 수 있어요. 그 기준에 대한 책임은 모두 본인에게 돌아가고 있고요.

‡ 성착취물의 법적 기준

법적인 부분은 국가와 문화권마다 차이가 있어요. 우리나라는 성기의 직접적인 묘사와 체모의 표현을 금지하고 있으며, 보급하는 수단도 제한되어 있어요. 성인이라도 형법이나 『정보통신망 이용 촉진 및 정보보호 등에 관한 법률』로 처벌하고 있어요. 더불어 동남아시아권의 많은 국가와 중동 국가, 아프리카 국가들까지 이 성착취물을 불법으로 간주해 통제하고 있고요. 중국과 북한도 마찬가지입니다.

검열[4]을 통해 어느 정도 제한은 있지만 합법(혹은 부분적 합법)인 국가들은 미국, 덴마크, 스웨덴, 노르웨이, 핀란드, 아이슬란드, 네덜란드, 벨기에, 룩셈부르크, 프랑스, 독일, 오스트리아, 스위스, 이탈리아, 스페인, 포루투갈, 그리스, 몰타, 아일랜드, 영국, 러시아, 라틴아메리카의 여러 국가(쿠바, 가이아나 정도 제외하고),

---

4 문학적, 예술적, 정치적 또는 과학적으로 중요한 가치가 있는지 여부 혹은 법관이나 규제 기관 위원들의 의견 일치를 통과해야 한다.

일본[5] 등이 있습니다.

그러나 이들 합법(혹은 부분적 합법) 국가에서도 아래 3가지는 대부분 금지하고 있습니다.

1) 출연자 동의 없이 찍힌 성착취물(몰래 카메라, 리벤지 포르노 등)
2) 만 18세 미만 미성년자가 출연한 성착취물(아동청소년 보호)
3) 동물과 인간의 행위를 묘사한 성착취물

---

5 일본은 민간 심의기구가 자율 심사를 하기도 하며 모자이크를 씌워 직접적 묘사를 가리면 통과하는 관행을 만들기도 했다. 도쿄올림픽 유치로 인해 대외적 이미지 등을 이유로 음란물 제작 산업을 규제하기도 했다.

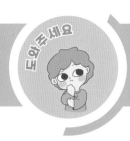

야동을 봐야 인싸,
안 보면 문찐이래요!

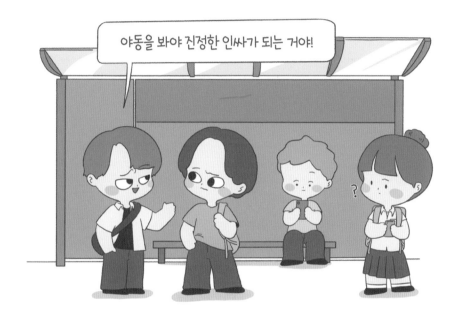

야동을 봐야 진정한 인싸가 되는 거야!

"우리 반 친구 중 한 명이 야동을 봐야 인싸라고, 안 보면 문찐이래요. 그러면서 내일까지 안 보고 오면 무시할 거래요. 저는 당연히 안 봤어요. 그래도 무시당하기는 싫어서 대충 아는 척 했는데, 걔가 비웃으면서 저를 찐따 취급했어요. 왜 이걸 봐야 하는 건가요? 새로운 친구 사귀기가 진짜 힘들어요."

그런 친구들을 완전히 피할 수는 없어요. 그 아이를 피하려고 도망간 곳에 이런 친구들이 또 있을 수 있거든요. 오히려 이런 상황을 기회로 생각해 보면 어떨까요? 친구들의 말을 기회 삼아 미디어와 야동(성착취물)의 제작 과정을 알아보고 스스로 판단하는 거죠.

그런 친구들은 일명 '관종'이라고 불리는 성향이 있는 경우가 많아요. 관심을 과도하게 원해서 끊임없이 남에게 인정받으려 하고 다소 과장을 하기도 해요. 관심을 끌기 위해 새로운 것들을 트렌드라 우기고, 자극적인 내용을 사실 확인도 없이 질러버리기도 해요. 관심을 원하고, 인정받고자 하는 건 보편적 욕구지만 우월감에 젖어 타인을 무시하려는 태도를 보인다면 거리를 두고 판단해 볼 필요가 있어요.

'특정 유튜버나 성착취물을 꼭 봐야 하는가?'란 질문에 대한 답도 알아볼까요. 본인이 2년 전 이날에 어떤 유튜브를 봤는지 기억하나요? 친구들은 그때 뭘 봤는지 아나요? 지금도 보나요? 아니면 2년 전에 어떤 게임을 했는지 기억나나요? 그 게임을 지금도 하나요? 기억날 수도 있고, 안 날 수도 있어요. 기억이 안 날 정도라면 앞서 '특정 유튜버나 성착취물을 꼭 봐야 하는가?'라는 질문에 대한 답은 벌써 알아차렸을 거예요. 기억이 난다고 해도 그냥 각자 취향이 다른 거고 이제 와서 보니 딱히 재미있지도 않다고 느낄 가능성이 높아요. 안 봐도 괜찮아요. 꼭 봐야 할 이유는 없어요.

영상을 어디에서, 어떤 것을 볼 것인가. 아무 의심 없이 결정하는 경우가 많아요. 그건 단순하게 본인의 취향이기도 하지만 정체성이기도 해요. 가볍게 생각하면 '나는 분리수거를 귀찮아하는 성향' 정도로 볼 수도 있지만, 좀 더 깊이 생각하면 '나는 쓰레기를 마구 버리는 사람'으로 평가받을 수도 있는 거잖아요. 쉽게 말해 본인은 '관종 유튜버를 좋아하는 사람'으로 평가받을 수도 있지만 '벽에 똥칠하며 돈 버는 유튜버를 추종하는 수준 낮은 친구'로 평가받을 수도 있어요.

‡ 콘텐츠와 거리두기

콘텐츠를 즐길 수 있는 플랫폼은 점점 더 많아지고 있어요. 영화나 드라마에서만 보이던 배우들도 유튜버로 활동을 시작하고 있고, 사람들은 TV에 나오는 뉴스보다 유튜버가 취재한 사건이나 이슈 모음을 더 선호하는 경향을 보이죠. 농담 삼아 세종대왕님도 요즘 시대에 살아계셨으면 유튜브를 하셨을 거라는 말이 있을 정도니까요. 덕분에 콘텐츠에 대한 접근성은 높아졌고 유튜버와 BJ에 대한 의존도 굉장히 올라갔지만, 아직 법적, 도덕적 기준은 허술해요.

그러니 그들을 인기가 많다고 받아들일 게 아니라 의심하는 연습을 하면 좋겠어요. 거리를 둔다는 느낌으로 '잠깐만, 재미는 있는데 이 사람은 왜 이런 걸 하는 거야? 굳이 이런 시끄러운 말투를 써야 하는 건가? 벽에 똥은 왜 던지지? 계속 봐야 하나? 이게 진짜 재밌나?' 이런 식으로요. 남들이 다 본다고 나도 좋아할 필요는 없어요. '이 사람이 대세고 인기가 많다고? 나는 어색한 말투가 싫은데. 왠지 인성에 문제가 있을 것 같은데.' 이런 식으로 본인이 나름대로 평가해도 좋습니다.

앞에서 TV와 라디오만 즐기던 과거와 달리 뉴미디어는 나쁜 콘텐츠를 거르기가 힘들다고 했죠? 왜 그런지 이유를 자세히 알아볼게요. 우리가 주로 이용하는 뉴미디어에는 유튜브, 페이스북, 아프리카TV, 트위터, 인스타그램 등이 있어요. 거의 해외 기업들이죠. 특히 가장 많은 사람이 이용하는 유튜브만 봐도 해외 기업이기 때문에 우리나라가 나서서 검열하기가 힘들어요. TV를 검열하는 방송통신위원회가 있듯이 뉴미디어를 검열하는 기관이 있으면 좋겠지만, 지금 당장은 힘들죠. 그래서 유튜브에서 자체적으로 콘텐츠를 잘 검열할 수밖에 없어요. 하지만 영상을 사전에 심사받고 문제가 없는 게 확인되면 올라가는 프로세스가 아니기 때문에 이미 올라간 영상을 일일이 확인하면서 걸러낼 수밖에 없다는 게 문제예요. 이마저도 워낙 많은 영상이 올라오다 보니 완벽하게 걸러내기가 쉽지 않은 거죠.

그러면 남은 방법은 시청자들의 견제입니다. 나쁜 콘텐츠를 시청자가 고발하고 강하게 비난하는 여론을 통해 애초에 올리지 않게끔 분위기와 문화를 만드는 거예요. 그런데 사실 이것도 어려워졌어요. 과거에는 TV 채널이 많지 않아 방송국에서 편성한 대로 시청자들이 방송을 봐야 했어요. 그 덕에 국민적인 여론이 쉽게 형성되어 열렬히 환호하기도 했고, 급격히 비난하기도 했지요. 반면 뉴미디어는 활동하는 유튜버와 채널의 수가 많아서 댓글이나 저격 영상 정도로 여론 형성이 되니 그 집중도는 상대적으로 약할 수밖에 없어요. 또한, 영상의 소비 주기가 기존 레거시 미디어(TV, 라디오, 신문)는 일주일 정도라면 뉴미디어는 1~3일 정도여서 여론이 형성될 새도 없이 관심이 금세 다른 콘텐츠로 대체돼요. 결론적으로 우리는 이런 비상식적인 콘텐츠들을 준비 없이 보게 될 수밖에 없다는 거예요.

‡ 영상 콘텐츠의 제작 과정

요즘 흔하게 접하는 관찰 예능들 있죠? 〈나 혼자 산다〉나 〈슈퍼맨이 돌아왔다〉, 〈온앤오프〉 같은 프로그램이요. 화면에 나오는 출연자의 일상이 실제 일상

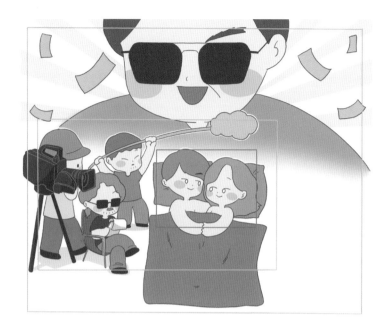

과 완전히 똑같을 수는 없을 거예요. 출연자와 제작진이 사전에 '이 음식은 이 자리에 내려놓고 먹겠습니다' 정도의 합의를 하고 촬영을 할 거예요. 촬영하는 동안에 카메라 감독님들이 계속 주변에 있기도 하고요. 그렇지 않다면 어떻게 상황이 발생하는 곳마다 촬영이 정확하게 될 수가 있겠어요.

성착취물도 이런 맥락으로 거리두기를 하고 바라봐야 해요. '이 영상은 누가 만들었고, 왜 만들었을까? 정말 리얼한 모습일까? 아니면 가공된 걸까?' 하고 요. 분명 조명기기를 설치해서 밝기를 조절하고, 눈에 안정감을 줄 수 있도록 촬영 각도를 정했을 거예요. 카메라의 시점을 3인칭으로 할지 1인칭으로 할지, 누군가 계획을 하고 세팅을 했겠죠. 이제 출연한 사람이 일반인인가, 연기자인가 의심하면서 바라보는 게 어렵지 않겠죠?

모 국가에서 상당수의 성착취물 제작 회사가 조직 폭력 집단과 연관이 있다는 것이 밝혀지기도 했어요. 성착취물에 출연하는 배우들의 상당수가 회사에 비상식적인 금전적 종속관계에 놓여 있었다고 해요. 일부에서는 출연 배우를 뽑는 면접 당시 물에 수면제를 타서 잠들게 한 뒤 마약을 투여하고 이를 신고하겠다고 협박하는 사례가 있었대요. 마약류 사용 위반으로 처벌받고 싶지 않으면 성착취물에 출연하라는 식으로 협박하는 거죠. 심지어 성착취물 촬영장 한쪽에 흉터 가득한 조직폭력집단이 쭉 서 있고, 그 앞에서 촬영한다고 해요. 우리는 그렇게 제작된 영상들을 보고 있을 수 있어요. 또 어떤 국가에서는 성착취물에 출연시키는 대가로 임금 착취 수준에 이르는 금액 정도만 지급하고, 출연자에게 마약 등 불법적 쾌락을 접하도록 유도해서 인생을 나락으로 떨어뜨린다고 해요.

이제 우리는 방송과 유튜브 등 많은 영상 콘텐츠들이 어떻게 제작되는지 알게 됐어요. 성착취물이 제작되는 과정과 구조도 알았죠. 시야가 벌써 많이 넓어졌을 거예요. 우리 친구들이 자극적인 영상에 단순히 반응하는 게 아니라 스스로 잘 판단하고 조절할 수 있을 거라 믿어요!

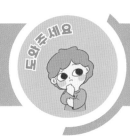

야동에 중독된 것 같아요. 저 자신이 두려워요. 어떡하죠?

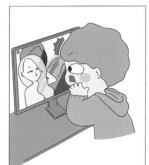

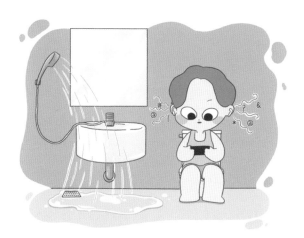

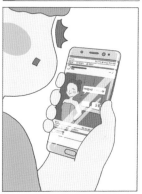

"저는 야동을 본 지 2년째예요. 처음 유튜브 보다가 알게 됐는데 좋아하는 만화 캐릭터가 떠서 봤어요. 그 캐릭터랑 얼굴은 똑같은데 옷이나 행동은 야한 짓을 하고 있었어요. 다음 영상으로 넘어가려는데 게임 광고와 비슷한 게 떴어요. 어느 날은 야한 한복을 입은 여자 캐릭터들이 광고로 뜨더라고요. 댓글을 봤는데 거기에 야동 사이트 링크가 있었어요. 주로 부모님이 일로 늦으시면 봤는데, 요새는 샤워하면서도 보게 돼요. 저는 중독인 것 같아요. 어떡하죠? 저 자신이 두려워요."

‡ 중독성이 강한 성착취물

마약, 도박, 야동(성착취물)은 모두 중독성이 강하다는 것 알고 있죠? 여러 부작용을 낳을 수 있다는 점 또한 인정하죠? 본인뿐만 아니라 뇌과학자들도 인정하고, 심리학자들도 인정하고, 대부분의 사람도 인정하는 부분이에요. 음주나 흡연 또한 중독성이 있고 여러 부작용이 있어요. 심지어 사람에 따라 치킨을 끊는 것이 금연만큼이나 어렵다고 하기도 합니다. 음주나 흡연은 마약과 도박, 야동(성착취물)보다 그 중독성의 강도가 상대적으로 낮고 사회적인 해악 또한 상대적으로 덜하다고 봐요. 동시에 음주와 흡연으로 인해서 생기는 부작용을 막기 위해 많은 교육과 의료 서비스를 구축하는 노력도 뒤따라요. 여러 가지 근거를 이유로 특정 연령대부터는 합법적으로 음용할 수 있는 기호 식품이죠. 치킨은 모두에게 열려 있는 기호 식품이고요. 다만, 마약과 도박, 야동(성착취물)은 인간이 스스로 이겨내기 어려울 정도로 중독성이 강하다고 보고 있어요. 그래서 국가나 문화권 별로 다르긴 하지만 사회적인 최저선을 만들어 놓았죠. 법적으로 제재하기도 하고 교육하기도 합니다.

‡ 끊어내기보다 이겨내기

한 번 성착취물에 노출이 되면 뇌에서 점점 강한 자극에만 반응하려고 하는 성향을 보인다고 해요. 그러다 보니 점점 더 과장되거나 자극적이거나 왜곡된 성착취물을 찾게 되는 거죠. 우리 친구는 이미 이런 상황에 놓였을 수도 있겠네요. 자, 이제 시작입니다. 우선 성착취물을 끊으려고 하지 말고, 자신을 부정하지도 말고 인정부터 합시다. 본인은 중독에 가까운 상황에 놓여 있어요. 부정할 필요도 없고 본인을 깎아내릴 필요도 없어요. 괴로울 수 있지만 인정해야 다음 단계로 넘어갈 수 있어요.

끊으려 하지 말고 이겨냅시다. 끊어 내는 것, 참 좋습니다. 하지만 처음부터 급격하게 끊어내는 건 어려워요. 이겨낸다고 생각합시다. 일주일을 놓고 봤을 때 4일 동안 성착취물을 봤고 3일을 참았다면 승률이 50%가 안 되죠. 그다음 주에 4일 동안 성착취물을 보지 않고 3일은 봤다면 승률 50%가 넘는 거죠. 점차 100%를 향해 간다고 생각하고 실천해 봅시다.

본인이 성착취물을 찾던 순간들을 기억해 보세요. 이제 나를 그 상황에 반복적으로 놓지 맙시다. 개인의 능력보다 더 중요한 것은 '본인을 어떤 상황에 놓느냐'라고 해요. '자기 전에 핸드폰을 좀 보다가 야한 콘텐츠가 떴고, 성착취물을 찾아봤다.' 혹은 '대변 보러 화장실에 갈 때 습관적으로 스마트폰을 가지고 들어가는데 성착취물을 보게 되었다.' 등의 상황을 겪었을 수 있어요. 그렇다면 스마트폰 충전을 본인 침대와 먼 곳에서 하는 습관을 들이고, 대변 볼 때는 스마트폰을 가지고 들어가지 않는 습관을 만들면 좋겠습니다. 그런 상황을 마주칠 가능성을 낮추는 습관이 만들어지면 이겨내는 게 어렵지 않을 거예요.

마지막으로 부모님과 선생님의 역할은 자녀나 학생이 스스로 이겨내기 어려운 함정들을 맞닥뜨렸을 때 함정을 메워주고 이겨낼 수 있도록 돕는 거예요. 자신을 가장 사랑할 수 있는 사람은 바로 본인이에요. 선생님과 부모님이 함정을 메워주려 노력하면 본인도 본인을 좋은 상황과 공간에 놓으려고 노력해야겠죠. 그 누구도 아닌 본인의 행복을 위해서요. 만약 혼자 하기 벅차거든 선생님이나 부모님께 어려움을 털어놓으세요. 언제든지 도와줄 거예요. 어른들 역시 자라오면서 여러 함정과 힘든 상황이 있었고, 그 과정을 겪은 사람들이에요. 그렇기 때문에 마음을 열고 솔직히 말한다면 어른들은 화내지 않아요. 오히려 그 용기를 칭찬하고, 고맙게 생각할 거예요.

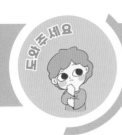
야동에 나오는 모습과 비교되어 질투가 나고, 괴롭기도 해요

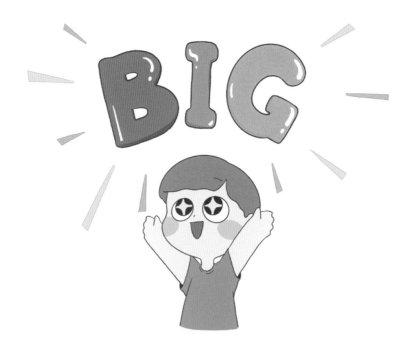

"고등학생이에요. 저는 요즘 BIG이라는 키워드에 꽂혔어요. 야동에서 어마어마한 장면들이 나와요. 남자 음경도 엄청 크고, 여자도 가슴이 엄청 커요. 일단 대단해 보이긴 하는데, 제 모습이랑 비교되어 그게 괴롭네요. 제가 가지지 못한 거라 질투도 났다가 콤플렉스가 되기도 해요."

축구선수 메시의 플레이를 보면서, 농구 스타를 보면서 선수들과 본인을 비교하는 것은 굳이 본인을 괴롭히는, 어리석은 행동이 아닐까요? 그 분야에서 특출나기 때문에 프로로 데뷔하고 돈도 많이 버는 거겠죠. 모두가 같은 능력을 갖췄다면 그들이 대단해 보이지도 않았을 거예요. 메시가 가진 발재간을 농구선수가 가지기 어렵고, 농구선수가 가진 신체적 유리함은 메시가 가지기 어렵겠죠. 대단해 보이는 그들도 다르게 보면 약점이 있기도 해요.

비교는 끝이 없고, 누구도 비교를 피해갈 수 없어요. 비교하기 시작하면 절대 행복할 수 없어요. 성착취물과 비교하며 자신을 괴롭히지 맙시다. 그들은 프로이고, 최상의 상황인 거예요. 굳이 비교하고 싶다면 어제의 나와 비교합시다. '어제의 나보다 오늘의 나는 발전했나? 행복한가? 자신을 괴롭히고 있지 않고 편안한가?'

각 분야에서 대단한 걸 우리가 꼭 해낼 필요는 없어요. 엄청나게 매운 음식이나 수십 인분의 음식을 먹는 유튜버들처럼 우리가 꼭 엄청난 양의 음식을 먹어야 하나요? 아니죠. 그 능력을 대단하게 볼 수도 있고 크게 의식하지 않을 수도 있어요. 각자 다른 기준을 가지고 살아가고 있으니까요. 그걸 이해하고 인정하는 순간 마음에 편안함이 찾아올 거예요. 성착취물에 등장하는 캐릭터와 퍼포먼스는 단순하게 '음, 너는 성착취물계에서 최상급이구나. 대단하네. 신기하다.' 정도로 생각하세요. '이건 무리다. 이건 괜찮겠다.' 이런 식으로 자신의 기준점까지 만들어나간다면 더 좋아요.

무엇보다 그 성착취물 안에 담긴 노력(?)을 이해하면 좋겠어요. 많은 사람에게 보이고 돈을 벌려면 더 자극적인 영상을 만들어야 관심을 끌 수 있다는 점, 본인

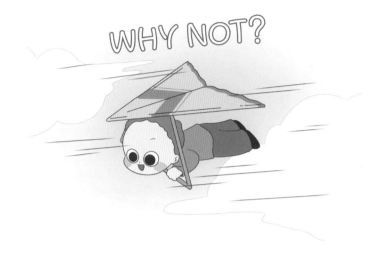

WHY NOT?

도 알죠? 히어로 무비를 보러 갔는데 주인공이 2시간 동안 밥만 먹고 낮잠만 잔다면 누가 보겠어요. 마찬가지로 먹방 유튜버가 아무런 리액션 없이 무표정으로 음식만 먹는다면 누가 보겠어요. 성착취물을 제작하는 사람들도 본인들의 돈과 시간을 들이기 때문에 이왕이면 큰 리액션과 과장된 액션, 일반적이지 않은 신체와 능력을 보여주기 위해서 노력하겠죠. 잘 보여야 하니까 조명도 설치하고 카메라도 조절하고요. 때때로 편집을 통해서 과장하기도 하고요. 그걸 그대로 믿고 비교하는 시간은 너무 아까워요. 아이언맨과 본인의 능력을 비교하느라 괴로운 시간을 보낸다면 참 아깝잖아요.

보통 멋진 사진을 찍을 땐 일상에서의 표정과 다르죠. 성착취물 안에는 퍼포먼스가 가득해요. 퍼포먼스를 하는 플레이어들인 거죠. 만약 본인에게 애인이 생겼다면 애인과 플레이를 할 건가요, 사랑을 할 건가요? 애인이 본인에게 사랑하자고 하는 게 더 좋은가요? 플레이하자고 하는 게 더 좋은가요? 매 순간 진심으로 사랑하는 사람, 사랑을 표현하는 사람이 되길 바라요.

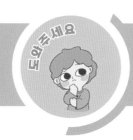

틱톡에 연예인 야동이 나온다는데 그게 정말인가요?

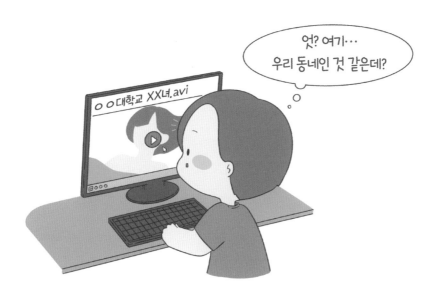

엇? 여기…
우리 동네인 것 같은데?

○○대학교 XX녀.avi

"중학생이에요. 영상을 보고 있는데, 제목에 집 근처 대학교 이름과 XX녀라며 야동이 떠서 놀랐어요. 보니까 한국 야동 섹션이 있다던데, 그게 뭔가요? 요즘 초딩들이 많이 하는 틱톡과 제페토의 영상에 연예인 야동도 나온다던 그것도 궁금해요."

‡ 틱톡과 제페토

앞에서 새로운 기술엔 새로운 위험이 따른다고 했죠? 우리 친구가 겪은 사례가 뉴미디어와 새로운 기술이 등장하면서 생겨난 위험이라고 할 수 있어요. '틱톡'은 15초~1분 이내 숏폼(짧은) 영상을 올리고 공유할 수 있는 동영상 플랫폼인데요. 스낵컬처라고 불렸던, 쉽고 가볍게 소비하는 콘텐츠들과 스마트폰에 최적화된 서비스라고 볼 수 있어요. 중국 회사 '바이트댄스'가 모기업인 서비스로, 유튜브가 다양한 길이의 영상까지 올릴 수 있다면 틱톡은 주로 짧은 영상들을 올리고 소비할 수 있는 특징이 있지요. 인스타그램 다음으로 영향력을 발휘할 차세대 SNS로 인정받고 있지만, 개인 하드웨어 정보와 로컬 IP, 공유기 IP, 맥 주소, WIFI 정보, 설치된 앱들, GPS 정보 등 사용자 정보를 백도어 프로그램을 통해서 탈취하고, 제3자에게 제공하거나 광고 노출에 활용하는 등 악용하는 사례가 논란이 됐어요.

'제페토'는 한국의 네이버 자회사인 '스노우'에서 운용 중인 서비스인데요. 앱을 설치하고 회원 가입을 한 후 카메라를 이용해 내 얼굴을 촬영하면 아바타를 만들어요. 이 아바타를 통해 앱 내의 사용자들끼리 서로 연락하고 만나서 시간을 보낼 수 있는 가상 현실을 만들었어요. 훌륭한 3D 아바타 이미지뿐 아니라 영상까지 만들어 주고, 이를 SNS에 손쉽게 공유해 나만의 새로운 세상을 만들수 있는 거죠. 새로운 문화이고 놀이예요.

‡ 딥페이크 기술

틱톡과 제페토 등 새로운 SNS와 성착취물의 접점은 '딥페이크'라는 기술을 통해 이해할 수 있어요. '딥페이크'란 '인공지능(AI)를 활용해서 영상이나 사진을 합성하거나 조작할 수 있는 기술'이에요. '페이스 스왑(FACE SWAP)'으로 불리는

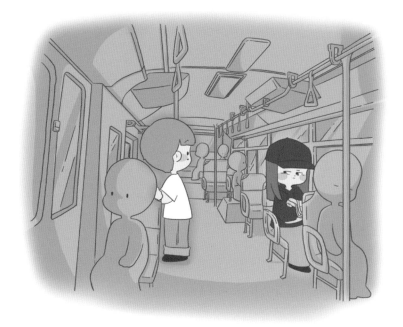

기능을 통해 사용자들은 다양한 각도에서 얼굴을 찍은 뒤 다른 사람의 몸에 내 얼굴을 합성할 수 있어요. 국내에서는 유명 방송인, 코미디언들의 얼굴을 프로레슬링 선수의 몸에 합성하는 게 유행한 적이 있어요. 토르나 헐크처럼 히어로 영화 주인공들 몸에 사용자 얼굴을 합성하거나 참새 몸에다가 사용자 몸을 합성해 보는 게 가능해 큰 인기를 끌었죠.

딥페이크는 신기하고 재미있는 기술이지만, 악용될 우려 또한 큽니다. 실제로 악용된 사례가 많았어요. 먼저, 정치적으로 악용된 사례가 있었는데요. 유명 정치인의 얼굴과 음성으로 조작된 메시지를 전달하는 영상이 문제가 됐었어요. 그리고 성착취물로 악용되는 경우가 제일 많았는데요. 유명 아이돌 가수의 얼굴을 성착취물에 합성하여 유포하는 경우가 여러 건 있어서 수사에 착수하기도 했어요. 이런 성착취물을 '딥페이크 포르노'라고 해요.

딥페이크의 위협은 현실적으로 다가오고 있는데도 기술적 제재 수단은 아직 미비한 게 사실이에요. 딥페이크 탐지 기술이 콘텐츠 부적절성이나 삭제 필요 여부까지 판단하기에는 아직 어려운 단계고요. 탐지 기술이 완성된다 해도 피해자에게 도움을 주기까지 너무 오래 걸린다는 단점이 있어요.

『딥페이크 성착취물 처벌법』은 2020년 6월 25일부터 시행되었어요. 딥페이크 기술을 활용하여 성착취물을 제작하거나 유포한 경우 5년 이하의 징역 또는 5천만 원 이하의 벌금, 특히 영리 목적으로 정보통신망을 이용해 유포한 경우 7년 이하의 징역으로 가중처벌이 가능해졌어요. 최소한의 선이고, 혹시 모르니까 항상 선을 넘어가지 않도록 조심하자고요!

한국 야동 섹션은 아예 들어가지도 말고 클릭도 하지 않으면 좋겠어요. 단 한 번의 클릭이 사람을 죽이는 행위가 될 수 있습니다. 국내 대학교 이름이나 연예인 이름을 붙이면서 'xxx녀'와 같은 표현으로 성착취물을 업로드하는 경우가 있어요. 이름조차 검색하지 마세요. 그렇게 찾아보거나 언급하는 행위 자체가 폭력이에요. 본인이 2차, 3차 가해자가 될 수 있어요. 쉽게 '한국 야동'이라고 불리는데요. 한국 사람들이 성기까지 다 노출하면서 성관계하는 영상인 경우가 많고 배우가 아닌 일반인의 모습으로 보이는 경우가 많아요.

국내에서는 성기까지 노출되는 성착취물은 불법이에요. 그렇기 때문에 이를 찍는 전문 배우들이 거의 없죠. 그렇다면 이 영상은 어떻게 제작된 것일까요? 대부분 몰래 찍은 것이 많아요. 불법으로 촬영된 영상물이고, 디지털 성범죄에 해당해요.

‡ 리벤지 포르노

간혹 연인이 헤어지게 될 때 이별을 통보받은 쪽에서 복수심을 품고 상대방의 나체 사진이나 영상, 또는 성관계 영상을 허락 없이 유포하는 경우가 있었는데요. 이런 경우를 '리벤지(복수) 포르노'라고 부르기도 하지만, 사실 리벤지 포르노란 말보다 '불법 촬영물, 디지털 성범죄'라고 칭하는 게 맞아요[6]. 또 연인을 불법 촬영물을 빌미로 협박하는 사건도 있었는데요. 예를 들면, "헤어지자고? 알았어, 헤어져. 근데 나한테 너랑 성관계하는 거 찍어놓은 영상이 있어. 이거 500만 원에 사가든지 아니면 나랑 계속 사귀든지." 이런 식으로요.

혹시 리벤지 포르노란 말을 들어도 '당한 쪽이 무슨 잘못을 해서 상대가 복수심을 품었나 보다' 하는 생각은 하지 마세요. 차인 쪽에서 일방적으로 보복하고자 하는 심리를 가지고 벌이는 비상식적이고 비윤리적인 행동으로 이해하는 게 맞아요. 대부분 가해자가 피해자의 동의 없이 몰래 설치한 카메라나 스마트폰 등의 기기를 이용해서 촬영합니다. 피해자만 나오게 찍거나 가해자 본인의 얼굴은 가리는 비겁한 모습을 보이기도 하죠. 피해자를 협박하거나 기만하며 촬영하기도 합니다. 서로의 애정과 감정을 악용해서 서로의 모습을 간직하고 싶다거나 자위할 때 다른 사람이 아닌 너를 보면서 하고 싶다는 등의 핑계를 대면서 찍기도 해요. 스스로 찍는 경우도 있긴 합니다. 가족끼리 혹은 연인끼리 관계를 표현하기 위해서 다정하게 사진을 찍고 기념하는 것과 비슷한 마음으로 찍는 거예요. 하지만 이렇게 찍은 사진과 영상물을 이별한 후에 악용하는 것은 명백한 범죄입니다.

---

6 리벤지는 보복, 복수를 뜻하는데 피해자가 보복을 유발할 만한 원인을 제공했다는 인식을 포함한 용어다. 이에 불법 촬영물을 가지고 상대를 협박하거나 이를 유포하고 시청하는 일련의 집단범죄의 심각성을 희석하고 사적인 갈등으로 사안을 축소시킬 우려가 있기 때문에 리벤지 포르노란 말 대신 '불법 촬영물', '디지털 성범죄'로 칭하는 게 맞다. [미디어오늘 - '몰카', '음란물', '리벤지포르노'가 아니다(장슬기 기자)]

‡ 불법 촬영물은 클릭하지도, 보지도 맙시다

2020년 5월 19일부터 피해자 스스로 촬영하거나 촬영에 동의한 영상물이라도 동의 없이 배포 시 7년 이하의 징역 또는 5천만 원 이하의 벌금에 처하게 됩니다. 불법 촬영물의 피해자는 명백히 존재합니다. 어디 멀리에, 또는 먼 과거에 존재한 게 아니에요. 바로 지금, 우리 주변에 존재할 수 있습니다. 상상하기조차 어려운 상처와 충격으로 우울증을 비롯한 심각한 정신질환을 겪으며, 끝내는 자살을 시도하는 경우가 많습니다.

비영리 단체 '사이버시민권리구상(Cyber Civil Rights Initiative, CCRI)'의 첫 캠페인 보고서 'End Revenge Porn'에 의하면 불법 촬영물 희생자의 90%는 여자이며, 희생자의 93%가 심각한 감정적 고통을 겪고, 82%는 직장이나 사회생활에 어려움을 겪으며, 51%는 자살 기도를 하는 것으로 나타났어요. 오죽하면 디지털 장의사라고 온라인 인생을 지워주는 새로운 직업과 서비스까지 나왔을까요.

본인이 원치 않게 이런 성착취물에 등장하게 되었고 온라인에 뿌려졌다고 생각해 보세요. 내 친구, 가족, 선생님, 심지어 편의점 직원도 내 벗은 몸을 봤을 수도 있다는 생각이 드는 순간, 일상은 바뀝니다. 발가벗은 채로 매 순간을 살아가는 기분일 거예요. 모든 사람의 눈빛이 의심되죠. '저 사람도 내 몸을 봤을까? 봤으면 어떡하지?' 이렇게 말이죠.

클릭하지 맙시다. 내가 올린 영상 조회 수가 피해자에게 더 큰 무게로 압박을 가할 거예요. 보지 맙시다. 아무도 보지 않아야 올리지 않을 테니까요. 그 영상 안에 나온 사람은 그냥 '야한 사람'이나 '성관계하는 사람'과 같은 성적 대상이 아닙니다. 나처럼 가족이 있고, 친구가 있고, 학교에 다닌 같은 경험을 한 존재예요. 어쩌면 나의 옆을 스쳤을 수도 있고, 버스를 함께 탔을 수도 있고, 한 공간 안에서 같이 있었을 수도 있어요. 성적 대상이 아닌 존재 그 자체로 봐주고 아예 영상을 보지 않기를 바랍니다.

인생도 어떻게 보면 자신의 내면과 외부 상황의 끊임없는 싸움으로 볼 수 있어요. 지금 설명한 이 주제는 성과 관련해 최소한의 선이라고 생각합니다. 지켜야 하고, 마땅히 가져야 할 가치 기준의 선이요. 성이 무너지면 그 사람 자체가 무너질 수 있어요. 나도 언젠가 같은 방식으로 무너질 수 있어요. 모두가 이런 유혹이나 함정에 빠지지 않도록 노력하고, 이런 문화에 물들지 않도록 깨어 있길 바라봅니다.

간혹 수업하다 보면 눈이 그렁그렁해져서 묻는 친구들이 있어요. "제가 그 피해자를 살릴 수는 없나요?" 그럴 땐 정말 고마운 마음이 듭니다. 그렇게 말해줘서요. 모두가 이 친구와 같은 태도라면 세상은 조금씩 변할 거예요. 피해자를 당장 살릴 수는 없겠죠. 그 전에 항상 함께하는 엄마와 누나한테 잘합시다. 한국 성착취물, 일반인 성착취물을 보지 않는 것만 해도 좋은 시작입니다. 모두가 안 보면 만들고 올리는 사람도 없어져요. 그렇게 조금씩이라도 우리가 할 수 있는 노력을 해봅시다.

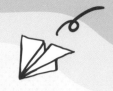

3장

실수와 범죄 사이, 알고 보면 위험한 것들

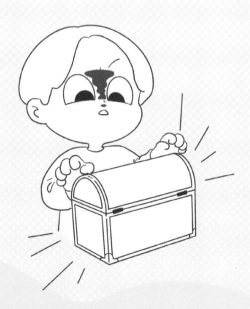

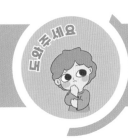

공짜 만화인데 보면 안 돼요?
야한 만화도요?

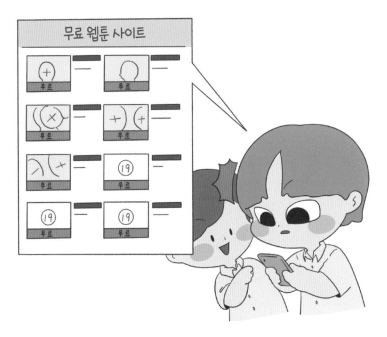

"요즘 저도 웹툰을 보기 시작했어요. 원래는 안 봤는데 친구들이 다 보더라고요. 부모님은 싫어하시지만, 예전에도 만화는 많았잖아요. 저는 네이버랑 다음, 카카오에서 보고 있었는데 미리보기는 유료라 기다리고 있었어요. 그랬더니 학원에서 애들이 절 무시하더라고요. 공짜로 보는 사이트가 있대요. 야한 것도 엄청 많아서 놀랐어요. 제가 그거 보고 있으니까 누나가 뭐라고 하더라고요. 위험하다고, 처벌받을 수 있다고요. 뭐가 문제인가요?"

본인이 열심히 정리한 방이나 책상을 누군가 와서 함부로 어지르면 화가 나죠? 마지막에 먹으려고 내 식판 한쪽에 아껴뒀던 맛있는 반찬을 옆에 있던 친구가 홀라당 가져가 먹어버린다면 격한 상황이 발생할 수도 있겠죠? 부모님이 구매한 차를 누군가 몰래 가져간다면 신고하고 범인을 처벌하겠죠? 당연히 위험하고 해서는 안 되는 행동입니다.

웹툰이나 애니메이션, 그리고 영화와 드라마, 음악 같은 콘텐츠들은 반드시 만든 사람이 있어요. 만든 사람에게 우리는 돈이나 시간을 대가로 지불하고 이용하게 되죠. 제작한 사람들은 창작에 대한 보상을 받을 권리가 있고, 그들의 콘텐츠를 이용하는 우리는 당연히 대가를 제공해야 해요. 무단으로 콘텐츠를 보거나 소지하면 도덕적으로도 잘못됐지만, 법을 위반하는 행동이기도 해요. 콘텐츠를 만드는 창작자 입장에서는 너무 화가 나겠죠. 시간과 노력을 들여서 열심히 만든 작업물을 무단으로 갈취하고 이용하는 사람들이 많아지면 보람도 없고 생계에도 타격이 올 거예요.

‡ 불법 사이트의 현주소

본인이 접한 공짜 웹툰 사이트는 불법 공유 사이트예요. 장르나 완결 여부 등을 가리지 않고 웹툰들을 무단으로 복제해서 게시하는 곳이죠. 당연히 불법입니다. 이런 사이트가 국내에 약 200여 개 이상 있고, 해외에서 운영하는 사이트도 있다 보니 웹툰을 선호하는 사람이라면 언젠가 접할 수 있는 상황입니다. 해당 사이트들은 불법 도박 사이트로부터 의뢰받은 광고를 게시하기도 해서 여러 복합적인 문제에 휘말릴 수 있습니다.

현행 『저작권법』 제136조에서는 저작재산권, 그 밖의 해당 법에 따라 보호되는 재산적 권리(제93조에 따른 권리는 제외한다)를 복제, 공연, 공중송신, 전시, 배포, 대여, 2차 저작물 작성의 방법으로 침해한 자는 5년 이하의 징역 또는 5천만 원 이하의 벌금에 처하거나 이를 병과(동시에 둘 이상의 형벌을 처하는 일)할 수 있다고 규정하고 있어요.

중요한 점은 여기서 말하는 '복제'의 개념이에요. '복제'는 '인쇄, 복사, 녹화 등 여러 방법으로 유형물에 고정하거나 다시 제작하는 것'으로 정의하는데, 복사기로 복사하는 것뿐 아니라 컴퓨터에 일시적으로 저장하는 것도 포함해요. 불법으로 공유하고 유포하는 곳이 존재하고 그런 불법 사이트를 이용하는 사람이 많아진다면 국내 웹툰 산업과 만화가들의 상황은 점점 더 나빠질 수 있어요. 산업이 무너지고 만화가들이 떠나간다면 당연하게 즐겨온 것들을 다시는 볼 수도, 들을 수도 없게 될 거예요. 최소한의 인터넷 윤리의식과 콘텐츠 산업에 대한 이해를 가진 사람이라면 당연히 불법 사이트 이용을 지양해야 합니다.

게다가 더 큰 문제는 해당 사이트들에 성적인 묘사가 가득한 웹툰들이 상당수 게시되어 있고, 최소한의 검열 없이 불법으로 게시되어 있는 해외 만화도 많다는 점이에요. 최근 들어서는 온라인 일러스트 커뮤니티에 강도 높게 표현한 성적인 이미지들을 올리고 후원받는 방식으로 수익을 얻는 경우까지 생겼습니다. 그 이미지에 등장하는 캐릭터 중 일부는 교복을 입고 있는 등 학생임을 명백히 상징하는 경우도 많았어요. 당연히 앞에서 말했던 것처럼 『아동·청소년의 성보호법』에 의거해 처벌받을 수 있는 사항이에요.

모 기획사에서 아이돌 가수 중 사람 자체를 캐릭터 IP[1]로 무한 확장할 수 있도록 열어놓고 있어 우려가 되는 부분도 있어요. 쉽게 말해서, 아이돌 가수 A라

---

1 IP(Intellectual property rights) : 지식재산권. 지적재산권은 게임 같은 지식재산에 대한 권리를 뜻한다.
   게임업계에서는 자사의 지적재산권 활용은 물론 다른 장르, 다른 작품의 지적재산권을 활용하는 사례가 많다. [네이버 지식백과]

는 인물을 게임 캐릭터화하기도 하고, 만화 캐릭터화 할 수도 있는 거예요. AR[2]이나 VR[3] 등에 활용될 여지가 크죠. 무엇보다 성적으로 악용한 2차 창작물로 제작되기 쉽다는 점이 가장 큰 문제입니다. 해당 가수의 얼굴이나 캐릭터를 성착취물에 합성하는 딥페이크는 물론이고, 각 매체별로 방법을 달리해서 악용할 수 있어요. 그 안에서 해당 캐릭터들을 학대하거나 조롱하며 성적으로 묘사한다면 어떻게 될까요? 해당 가수 입장에서 어떻게 느껴질까요? 자신을 상징하는 캐릭터에 누구보다 감정이입이 되고, 자신과 동일시하게 되겠죠. 대부분의 아이돌 가수들의 나이가 어리다는 점을 고려하면 심리적 타격이 굉장히 걱정돼요.

‡ 아동·청소년 이용 성착취물의 개념

과거 『아동·청소년 성 보호에 관한 법률』은 근본적인 대책 마련이 시급해 개정된 내용이 있어요. 아동·청소년 대상 성범죄가 증가하는 주요 요인 중의 하나로 아동·청소년 이용 성착취물을 들 수 있고, 이런 성착취물은 아동·청소년을 대상으로 성적 충동을 일으키게 함으로써 잠재적인 아동·청소년 대상 성범죄자를 양산할 위험성을 내포하고 있다고 보고 있어요.

'아동·청소년 이용 음란물'의 정의는 '아동·청소년 또는 아동·청소년으로 인식될 수 있는 사람이나 표현물이 등장하여 성적 행위를 하는 내용을 표현하는 것으로서 필름·비디오물·게임물 또는 컴퓨터나 그 밖의 통신매체를 통한 화상·영상 등의 형태로 된 것으로 확대함(안 제2조 제5호).'이라고 되어 있어요.

---

2 AR(Augmented Reality) : 증강 현실. 증강 현실은 현실(Reality)에 기반하여 정보를 추가(증강; Augmented) 제공하는 기술이다. 즉, 현실 세계의 이미지나 배경에 가상의 이미지를 추가하여 보여주는 발전된 가상 현실 기술이다. [네이버 지식백과]
3 VR(Virtual Reality) : 가상현실. 컴퓨터로 만들어 놓은 가상의 세계에서 사람이 실제와 같은 체험을 할 수 있도록 하는 최첨단 기술을 말한다.[네이버 지식백과]

내용을 보면 '아동·청소년 이용 성착취물'은 '아동·청소년 또는 명백하게 아동·청소년으로 인식될 수 있는 사람이나 표현물이 등장하는 것들을 포함'해요. 여기서 '표현물'이라는 것이 중요합니다. 실제 아동·청소년이 등장하는 것뿐만 아니라 가상의 인물로 그리거나 만들어낸 부분도 포함한다는 것이죠. 실제 인물이 아닌, 표현물이 성적 행위를 하는 것도 성착취물로 정의하고 처벌한다는 뜻입니다.

2019년 대법원에서는 가상의 청소년이 등장하는 음란 애니메이션을 인터넷 웹하드 사이트에 올려 『아동·청소년 성 보호에 관한 법률(아청법)』을 위반한 혐의로 기소된 박 모씨에게 징역 4년에 집행유예 1년을 선고했어요. 재판부는 "아동·청소년 이용 성착취물에는 필름, 비디오물, 게임물 또는 컴퓨터나 그 밖의 통신매체를 통한 화상, 영상 등의 형태로 된 것을 말한다." 또 "아동·청소년으로 인식될 수 있는 표현물이란 사회 평균인의 시각에서 객관적으로 보아 명백하게 청소년으로 인식될 수 있는 표현물을 의미한다."라고 다시 한번 밝히기도 했죠.

현재 가상의 아동·청소년 캐릭터를 묘사한 성착취물을 처벌하는 국가는 한국, 호주, 영국 등입니다. 그리고 UN[4]에서도 실제 현실과 가상인지 여부에 상관없이 아동·청소년인 등장인물들을 성적으로 묘사한 그림이나 만화 등에 대한 제재를 강화해달라고 요구하기도 했어요.

각 나라마다 고유한 문화가 있어요. 그 문화를 존중해야 하기도 하고요. 문화는 긴 시간 동안 축적된 해당 집단의 시각이고, 인식이고, 행동양식이니까 쉽게 바뀌지 않죠. 아동·청소년 성착취물과 아동·청소년 성범죄 사이에 상관관계가

---

4 UN(United Nations) : 전쟁 방지와 평화 유지를 위해 설립된 국제기구. 활동은 크게 평화유지활동·군비축소활동·국제협력활동으로 나뉘며, 주요기구와 보조기구·전문기구로 구성되어 있다.

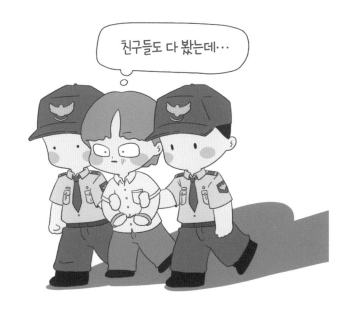

존재하는지에 대해서 다양한 연구 결과와 의견이 존재합니다. 아직도 논쟁이 많이 남아 있는 영역이기도 해요.

‡ 성 문화와 미디어의 영향

저는 취향과 가치 기준의 영역, 나아가 문화를 형성하는 방향을 위해서 아동·청소년 성착취물에 대한 법적 제재가 다소 엄격하게 이루어지길 바랍니다. 우리 스스로 자유롭고 창의적인 결정을 한다고 해도, 자신이 속한 집단의 일반적인 경향성을 반영한다고 생각하기 때문이에요. 우리가 흔하게 가지고 있는 영화 취향이나 드라마 취향, 음식 입맛과 여행 선호도는 어떻게 결정될까요? 어떤 영향도 받지 않고 완전히 자신 혼자 판단하고 내린 결정일까요? 아니면 그간의 경험들과 본인을 둘러싼 커뮤니티의 힘이 크게 작용했을까요? 개인이 집단으로부터 완전히 독립적으로 취향과 생각을 가지는 게 일반적일까요?

놀이는 시대적 흐름과 집단의 성격에 따라서 결정되는 경우가 많아요. 논밭에서 다 같이 놀던 시절, 학교 운동장과 골목에서 뛰어놀던 시절, 스마트 기기에 이어폰을 낀 채로 소통하고 노는 시절은 분명히 다르죠. 현재의 아이들에게 과거처럼 무작정 논밭에 가서 뛰어 놀라고 제안한다면 즐거움을 느끼기가 쉽지 않을 거예요. 당장 그런 공간이 없고, 그런 곳에서 어떻게 놀아야 하는지 듣거나 본 경험이 적기 때문이에요.

다른 욕구 또한 문화와 미디어에 영향을 많이 받습니다. 여행 관련 사진이나 콘텐츠를 보면 '저기 가볼까? 좋아 보이네.'라고 할 수 있는 것처럼요. 먹방이나 쿡방을 보며 '저 음식을 먹어 볼까?' 아니면 '저 핫한 음식점 가보고 싶다.' 하는 것도요. 게임 플레이 영상을 보며 '저 캐릭터를 저렇게 해봐야지.'라고 하는 것도 마찬가지죠.

우리는 자주 보면 익숙해지고, 익숙해지면 좋아 보이고, 좋아 보이면 가보고 싶고, 해보고 싶을 수 있어요. 많은 아이가 생애 첫 성착취물로 유명한 여성 캐릭터의 얼굴이 활용된 영상을 접합니다. 이른 나이의 경우 8~9세인 경우도 있고, 10~11세인 경우도 많아요. '우리 ㅇㅅ 캐릭터가 왜 이렇게 벗고 있어?', '우리 ㅇㅅ 캐릭터 아픈가 봐. 불쌍해.'라거나 해당 성착취물을 보고 행동으로 따라 하기도 합니다. 일부 웹툰 중에서는 구름과 성관계를 묘사하는 등 추상적인 성관계 개념을 만들어 내고, 욕설로 시작해서 거의 욕설로 끝이 나는 콘텐츠들도 있어요. 이런 웹툰들은 영상과 결합해 우리의 눈과 귀를 사로잡아요.

난무하는 콘텐츠 안에서 자기 중심을 잘 잡을 수도 있겠지만, 그렇지 못한 경우가 단 한 번이라도 생긴다면 그 피해는 누가 감당해야 합니까? 그 한 번을 피해가기 위해서라도, 더 건강하고 행복한 문화를 만들기 위해서라도 우리는 이런 불법 사이트의 유혹에 넘어가선 안 돼요. 똥이 무서워서 피하나요? 더러워서 피하지요. 더러운 똥들은 피하고 좋은 것만 봐도 부족한 세상이에요. 우리 함께 노력해 봐요!

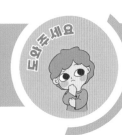

조XX에게 똥물을 뿌린다는데…
뭐가 문제인 거죠?

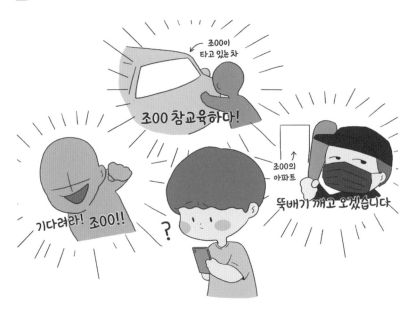

"좋아하진 않지만, 자주 떠서 보게 되는 유튜버가 있어요. 그 유튜버가 조두순이 사회로 나오면 똥물을 뿌리겠다고 해요. 다른 유튜버는 프라이팬으로 머리를 깨겠다고 하고요. 어떤 유튜버는 심신미약으로 빨리 풀려났으니 자기도 술 먹고 가서 조두순을 없애버리겠다고, 그럼 자기도 심신미약 아니냐고 해요. 점점 자극적인 말들만 나와서 누가누가 더 세게 말하나 경쟁하는 거 같아요. 심지어 그 사람이 뭘 잘못했는지 이제 까먹었어요. 뭐가 문제인 거죠?"

조두순 사건과 관련해서 많은 기사와 영상들이 쏟아졌어요. 마치 경쟁하듯이 말이에요. 기자들은 확인되지 않은 사실과 루머들까지 차용하면서 자극적인 내용을 기사에 실었어요. 일부 유튜버들은 '조두순 참교육', '조두순 똥물 뿌리기', '조두순처럼 술 먹고 조두순 뚝배기 깨기'처럼 진중하지 못하고 소비적인 태도로 해당 사건과 피해자들을 다뤘어요. 다들 조회 수와 인지도를 올리는 데만 집중한 거죠.

이런 어그로 관심 끌기에 끌려가지 말고 사건의 본질을 볼 수 있길 바랍니다. 조두순 사건은 2008년 경기도 안산시 한 상가 건물 화장실에서 당시 전과 17범이었던 만 56세 조두순이 만 8세의 여아를 성폭행하고 신체를 훼손한 사건이에요. 그로 인해 피해자는 성기와 항문의 기능을 상당 부분 상실하는 영구 장애를 입기도 했습니다. 2020년 12월 13일 조두순의 출소를 앞두고 다수의 전문가가 재범 확률이 높다며 경고했어요. 피해자의 가족이 조두순을 피해 이사를 가야 하는 처지가 됐다는 것과 곧 출소한다는 사실이 국민적인 공분을 샀던 상황이었지요.

아쉬운 점은 조두순에 대한 처벌이 징역 12년형과 7년간 위치추적 장치 부착, 5년간 정보 공개 처분에 그쳤다는 점이었어요. 그가 저지른 극악한 범죄에 비해 많이 약한 처벌이었거든요. 조두순 출소 후 오히려 피해자가 심리적으로 위축되고 공포에 떠는 상황이 됐고, 직업 선택 또한 제한될 수 있는(유명해지면 조두순에 의한 보복이 있을 수 있는데 그것이 두려워서) 것도 문제였어요.

조두순은 제297조(강간)과 제301조(강간 등 상해, 치상) 등의 법률에 근거해 처벌을 받았어요. 사실은 개정된 『성폭력특별법』에 의해 13세 미만 미성년자에 대한 강간상해로 무기 또는 7년 이상의 징역에 해당하는 처벌을 받았어야 적절한데 말이에요. 성인을 대상으로 한 범죄와 미성년자를 대상으로 한 범죄는 그 처벌부터 달라야 한다고 생각해요.

후속 조치는 어땠을까요? 조두순이 출소 후 거주하는 안산시의 담당부처는 CCTV 카메라 211대를 추가 설치하고 감독 인력을 4명으로 늘리겠다고 했어요. 또 '24시간 순찰'을 맡게 될 무도실무관급 청원경찰 6명을 선발하는 등 시민들이 불안하지 않도록 노력했죠. 하지만 가장 필요한 건 따로 있어요. 피해자에게 남아버린 영구적인 후유증과 일상의 고통, 심리적인 고통과 자유의지에 대한 상대적 박탈, 오히려 피해자가 가해자를 피해 숨죽여 살아야 하는 현실, 과거 법적 처벌의 관용과 기소과정에서의 안일했던 점, 유사범죄의 피해자 혹은 가해자가 되지 않도록 하는 교육의 부재 등 이 모든 과정과 결과 대해서 진중한 태도로 깊이 고민하고 반성하는 태도 말이에요.

조두순의 범죄는 만 8세 여아, 아동을 대상으로 벌인 끔찍한 범죄이기 때문에 문제가 더 커요. 물론 우리 친구들이 조두순처럼 나쁜 짓을 할 리는 없지만, 이 사건을 계기로 처벌의 기준이 더 강화된 부분이 있어요. 우리도 모르는 새에 가해자가 되고 처벌받지 않도록 조심해야 하는 것들에 대해서 알려 줄게요.

‡ 아동·청소년의 성 보호에 관한 법률

앞에서 『아청법(아동·청소년의 성 보호에 관한 법률)』에 대해 이야기했었죠? 우리는 이 아청법에 관해서 숙지하고, 행동을 조심해야 해요. 아동·청소년을 성범죄로부터 보호하기 위해서 제정한 법률이지만, 동시에 우리가 그 법을 어기면 처벌받을 수 있어요. 처벌 규정은 다음과 같습니다.

① 심의를 받지 않은 국내, 해외 만화나 애니메이션, 웹툰을 유포하는 경우 성적인 묘사 수위에 따라서 음화반포죄(직접 그렸을 경우엔 음화제조도 포함)에 해당할 수 있어요.(해당 콘텐츠들은 아동·청소년을 묘사한 경우가 많음.)

② 아동·청소년에 대한 성착취물로 인지할 수 있는 2D 혹은 가상의 캐릭터가 나오는 경우도 과거와 달리 처벌이 가능해요.

③ 웹하드처럼 서버에 성착취물을 올린 경우, 수위와 내용에 따라 아동·청소년 성착취물 또는 일반 성착취물로 구분되어 처벌이 가능해요.

④ 동시에 웹하드 등 서버에서 아동·청소년 성착취물로 보일 수 있는 영상이나 사진, 만화 등을 다운로드 받은 경우도 처벌이 가능해요.

⑤ 아청법 제11조 5항에 따라서 아동·청소년 성착취물은 소지만 해도 처벌이 가능해요.

⑥ 토렌트처럼 P2P로 다운로드한 경우, 업로드와 다운로드가 동시에 이뤄지기 때문에 다운로드만 받아도 기소가 가능해요.

⑦ 틱톡과 같은 SNS나 스마트폰 애플리케이션 그리고 온라인, 웹상에서 이메일 등을 이용해 아동·청소년 성착취물을 직접 보내주거나 고의로 받으려 하는 등 성착취물을 공유한 경우 처벌이 가능해요.

⑧ 아동·청소년 성착취물을 의도를 가진 채 스트리밍하는 방식으로 시청하기만 해도 2020년 6월 3일 이후부터 처벌이 가능해요.

위의 사항은 성별에 상관없이 동일하게 적용되며, 여성과 남성 모두 처벌된 사례들이 있어요. 2020년 열린 104차 대법원 양형위원회 전체회의에서 디지털 성범죄와 관련된 양형 기준안을 확정했다고 밝혔는데요. 『청소년 성 보호법』에 아동·청소년 음란물 제작(제11조 1항) 범죄의 법정형은 '징역 5년 이상 또는 무기 징역'이었습니다. 법 적용의 폭이 넓다 보니 기준 잡기가 어려웠기 때문에 아동·

청소년 성착취물 관련 범죄를 세분화해 양형 기준을 정했다고 합니다.

대법원 양형위원회에서 제시한 기준으로 보면, 아동·청소년 성착취물을 조직적·상습적으로 2차례 이상 제작한 범죄에 대해서는 최대 29년 3개월을 선고할 수 있고, 영리 등의 목적으로 성착취물을 판매하는 범죄를 2건 이상 저지른 경우 최대 징역 27년형, 2건 이상 배포하거나 아동·청소년을 알선할 경우 최대 징역 18년 형을 선고하도록 권고했습니다. 아동·청소년 성착취물을 구입하는 범죄도 2건 이상 저지르면 최대 징역 6년 9개월을 선고받을 수 있어요.

세분화한 기준을 보면 아동·청소년 성착취물 제작 범죄 양형의 기본 영역은 징역 최소 5~9년이에요. 중요한 기준으로 '인터넷을 통한 유포, 피해자에 심각한 피해 초래, 계획적, 불량한 범행 동기, 조직적, 성매매, 성범죄 전력 등'의 경우는 특별가중인자로 설정해 형량이 늘어날 수 있어요. 이렇게 특별가중인자들을 종합했을 때 최대 29년 3개월까지 선고할 수 있는 것이죠.

또한, 경찰은 불법 촬영물 추적 시스템을 24시간 운영하고 있다고 해요. 온라인, 인터넷으로 아동 성착취물과 불법 촬영물을 유포하는 사람(사용자 ID)을 쫓고 있어요. 피해 게시물을 찾아 방송통신심의위원회에 삭제와 차단도 요청하고 있으니, 아동과 청소년을 보호하고 범죄를 걸러내기 위한 시스템이 구축되어 가고 있는 것이죠.

방송통신심의위원회에서 디지털성범죄지원단을 신설한 후 24시간 교대로 근무하며, 전자심의 등을 통한 상시 심의체계를 구축했다고 해요. 게다가 불법 촬영물 및 성 관련 초상권 등으로 국한되어 있던 긴급심의 대상을 디지털성범죄 피해자의 신원 정보와 딥페이크 같은 성적 허위 영상물까지 확대해 나가고 있다고 해요. 그리고 '국제 인터넷 핫라인 협회(INHOPE)'와 '실종학대아동방지센터

(NCMEC)' 등 해외 관계 기관, 구글과 같은 해외 사업자와 협력을 도모해 왔고, '국제공조점검단'을 출범해 주요 해외사업자를 대상으로 불법·유해정보에 대한 자율규제를 적극적으로 요청해 사업자 스스로 원정보 삭제 등의 조치를 하도록 유도하고 있다고 합니다.

누구나 당당하지 못했던 기억들을 한두 개쯤 가지고 있을 거예요. 예를 들면, 부모님에게 사소한 거짓말을 처음 했을 때 격하게 뛰는 심장 소리가 내 귀까지 들리고 죄책감이 들었던 기억 같은 것 말이에요. 스스로 당당하지 못한 경험은 쉽게 사라지지 않아요. 매 순간 당당하지 못한 눈빛을 하게 되면 나는 그런 사람인 거예요. 내가 한 행동과 선택 때문에 당당하지 못한 사람이 되지 맙시다.

유튜버들이 피해자를 배려하지 않고 단순한 '유튜브각' 소재로 삼아 만든 과장 가득한 콘텐츠를 봐주지 맙시다. 아닌 걸 알면서도 남들 모르게 혼자 웃고 있지 맙시다. 자극적으로 묘사한 아동·청소년에 대한 성착취물을 소비하고, 동조하고, 즐기는 순간 떳떳하지 못할 거라는 것, 모두가 알면 좋겠어요. 스스로 당당하고 떳떳한 존재가 되길 기대할게요.

* 참고자료 : [미디어오늘] 방통심의위, 디지털성범죄정보 1년간 3만 5천 건 심의, 박서연 기자, 2020.09.06.

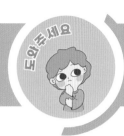

저도 모르게 야동 유포자가 되었어요. 어떡하죠?

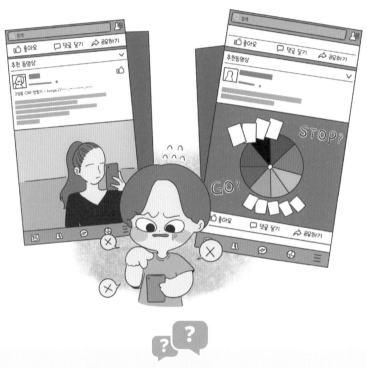

"제가 페이스북을 시작했어요. 여러 영상이나 만화 같은 콘텐츠가 새롭게 마구 나오니까 지루할 새가 없어요. 이제는 좋아하는 페이지도 생겼고, 주기적으로 봐요. '좋아요'도 누르고 댓글도 달고 친구들을 태그하면서 공유하기도 해요.

그러다가 친구한테 페메가 왔어요. 저보고 미쳤냐며, 자기를 무슨 야동 게시물에 태그했다는 거예요. 놀라서 확인해 보니 그 페이지가 이상한 도박 사이트로 바뀌어 있고 야한 내용으로 도배되어 있더라고요. 너무 당황했어요. 저, 문제가 되는 건가요?"

새로운 기술이 등장하면 새로운 범죄도 등장하죠. 서비스 초기, 사용자들이 적응하기 어려울 때 혹은 활용 능력에 차이가 있을 때 그 격차를 악용해요. 페이스북이나 유튜브 등 SNS에서 팔로워나 구독자 수가 일정 수준 이상이 된다면 계정을 통째로 팔아버리는 경우가 있어요. 우리가 잘 키워놓은 게임 아이디를 사고판다든가, 장사가 잘되는 식당을 권리금을 얹어서 비싸게 파는 것과 비슷하다고 볼 수 있어요.

유튜브의 경우에는 영상의 내용을 요약해 보여주는 섬네일이 도박 관련 광고나 성착취물 소개 이미지로 바뀐 적이 있고, 페이스북에서는 게시물이 통째로 성착취물로 바뀌어버린 사례들이 있어요. 중요한 점은 해당 게시물에 본인이 댓글을 달았거나 '좋아요'를 눌렀을 경우 타인에게 해당 게시물이 추천되어 보여지는 경우가 있다는 거예요. 거기에 단순한 댓글이 아닌 지인 계정을 해당 게시물에 태그하는 경우에는 성착취물을 유포하는 행위와 과정이 유사해요. 물론 직접 성착취물을 다운받아 전송하거나 성착취물이 게시된 웹사이트 링크를 공유하는 행위와는 명백한 차이가 있지만 조심해야 합니다.

성착취물을 배포하는 등의 행위는 『형법』 제243조·244조·245조와 『풍속영업의 규제에 관한 법률』을 통해 오프라인 규제를, 『정보통신망법』 제44조·47조를 통해 온라인까지 규제하고 있습니다. 물론 본인이 처벌받을 가능성이 높지는 않아요. 『형법』 제13조에 '죄의 성립 요소인 사실을 인지하지 못한 행위는 벌하지 아니한다. 단, 법률에 특별한 규정이 있는 경우에는 예외로 한다.'고 명시하고 있어요. 범죄의 고의성 여부에 따라 형량이 달라지기 때문에 유통자의 고의성 여부는 중요해요. 그래서 처벌로 이어질 가능성은 작지만, 본인이 속한 학교나 학원 입장에서 사실관계 확인서를 써야 할 수 있어요. 또는 경찰서 여성청소년계를 통해 보고해야 하는 경우가 많습니다. 여기저기 불려 다니며 각종 증명 서류를 작성하는 과정은 번거롭고 힘들어요. 일이 잘 처리된 후에도 친구들의 시선에 심리적으로 위축되는 경우가 많았고요. 의심 없었던 사소한 일에 본인의 일상과 관계를 해칠 수 있어요.

뉴미디어, 조심해서 사용합시다! 내가 잘 안다고 생각하는 것 이상으로 나보다 더 잘 아는 사람이 있고, 그들에게 우리가 당할 수도 있으니까요!

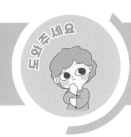

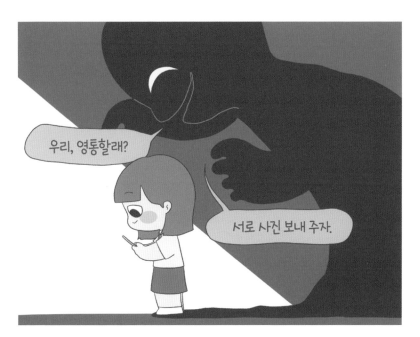

"여학생이에요. 저희 부모님은 맞벌이를 하세요. 옛날부터 제 곁엔 아무도 없었어요. 중학생이 되면서 친구들도 다 학원에 가니까 친구들이랑도 멀어진 느낌이에요. 부모님도 일이 힘드시니까 집에서 쉬다 나가실 뿐이에요. 부모님께 의지하긴 힘들어요. 그러다가 의지할 수 있는 사람이 생겼어요. 외로워서 시작한 건데 저랑 새벽에 통화도 하고 이것저것 챙겨줘요. 이제 연락한 지 4일 됐는데 영상 통화하자고, 사진 보내달라고, 만나자고 해요. 계속 연락해도 될까요?"

사계절은 봐야 그 사람을 제대로 알 수 있다는 말이 있어요. 그만큼 오랜 시간 힘들 때와 기쁠 때, 그리고 일이 잘 될 때와 잘 안 될 때를 봐야 그 사람의 진심과 본모습을 알 수 있다는 말이죠. 군이 사계절까지 가지 않더라도 한 달 이상은 지켜보면 좋겠어요. 4일 만에 그 사람을 믿어버리고 무언가를 시도하기에는 위험성이 큽니다.

미디어가 발달하면서 사람들 간에 연결이 쉬워졌지요. SNS를 통해서 다른 나라 대통령에게 메시지를 보내거나 연예인의 글에 댓글을 달며 소통할 수도 있고, 옆 학교 친구들과 쉽게 연락을 시도할 수도 있어요. 그런데 접촉 자체는 쉬워졌지만, 깊이 있는 관계는 오히려 많이 사라져가고 있어요. 많은 사람이 각자 파편화된 삶을 살아가는 양상을 보이죠. 혼자 밥 먹고, 혼자 영화를 보는 등 남들이 해야 한다고 하는 것보다 본인이 하고 싶은 것을 하는 거예요. 본인처럼 부모님 인생과 본인의 인생이 전혀 다른 영역에서 펼쳐지는 것도 하나의 이유고요. 그러다 보니 감성을 채우며 짙은 공감을 하는 관계가 점점 사라져가고 있습니다. 본인이 외롭다고 느끼고, 누군가와 연결되는 데서 안정감을 찾는 게 이상하지 않다는 뜻이에요. 많은 사람이 이 순간에도 그렇게 존재하고 있어요.

그런데 이렇게 사진을 보내고 나와 함께 하는 사람이 진짜이긴 할까요? 그 사람의 목적도 나와 같을까요? 그 사람도 나와 비슷한 감정을 느끼는 게 맞을까요? 메시지를 입력하는 동안 그 사람의 표정은 어떨까요? 진심을 담은 나의 표정과 비슷할까요? 아니면 거리에서 스마트폰 화면을 바라보는 사람들의 기계적인 표정과 비슷할까요? 본인도 모르죠? 저도 몰라요. 그러니까 너무 쉽게 믿지 마세요.

특히 사진은 보내지 마세요. 악용될 우려가 있는 신체 사진이나 개인 정보가

담긴 내용은 절대 보내지 마세요. 그거 안 보낸다고 관계를 끊어버리는 사람이라면 애초에 관계를 이어갈 이유가 없어요. 진짜 나와 같은 감정을 공유하고, 나를 좋아하는 일반적인 사람이라면 이런 사진이 필수적인 조건은 아니겠죠. '나와 함께 연락을 주고받는 저 사람과 사진을 주고받는 건 괜찮을까? 괜찮겠지?'라는 질문이 아니라 '사진을 주고받는 게 일반적인가?'라고 한 번만 생각해 보길 바라요.

실제로 여자 중학생과 고등학생들이 피해를 봤던 사례가 있어요. 범인은 아이돌 가수 오픈 채팅방(일명 덕질방, 팬들이 모여서 만든 방)에서 특정 멤버의 상의 탈의 사진을 받고 싶은 사람들을 모집합니다. 해당 사진을 정말 어렵게 구했고, 자기가 사생팬처럼 따라다니면서 직접 찍은 것이라고도 언급해요. 그러면서 별도로 개인적인 대화방을 만들어요. 함정을 파는 것이죠.

'네가 이 사진을 남들에게 뿌리지 않는다는 보장이 있어? 나도 어렵게 구한 거라 우리끼리만 가지고 있으면 좋겠어. 내가 너를 믿을 수 있게 네가 상의 탈의한 사진을 보내 봐. 얼굴 나오게.' 이런 식으로 피해자의 노출 사진을 받아낸 뒤 이걸 빌미로 협박해요. 금품을 주지 않거나 더 심한 노출 사진을 보내지 않으면 지인들에게 뿌리겠다고요. 이렇게 한 번 약점을 잡히면 피해자 스스로가 알려질까 두려워 수사기관에 의뢰도 못 한 채 2차, 3차 피해를 보기도 해요.

사이버 수사대를 사칭한 또 다른 사례도 있습니다. 페이스북 프로필에 사이버 수사대 로고가 있는 계정에서 피해자에게 메시지를 보냅니다. 피해자가 SNS 활동을 하면서 댓글에 욕설을 남긴 부분을 가지고 수사받으러 오라는 거죠.

처벌과 조사가 두려웠던 피해자는 어떻게 하면 조사를 받지 않을 수 있냐고, 한 번만 봐달라며 간절히 호소했어요. 아이러니하게도 해당 계정에서는 사이버

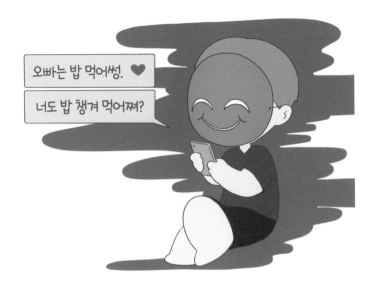

수사대라면서 피해자의 반성문과 그 반성문을 든 상태로 신체를 노출한 사진을 보내라고 했어요. 여기서 의심이 든 피해자는 사진을 찍지 않고 시간을 벌면서 함께 욕설 댓글을 달았던 지인에게 도움을 요청합니다. 그랬더니 그 언니는 본인도 해당 계정에 연락을 받았다면서, 진짜 경찰인 것 같아 자신은 벌써 사진을 다 보냈다고 이야기합니다. 사진을 보내니까 진짜 용서해 줬다고 하면서요. 그러나 알고 보니 범인들은 사이버 수사대가 아니었고, 계정은 로고만 활용한 가짜였습니다. 아는 언니 계정을 해킹해서 피해자에게 불안감을 조성하고 사진 전송을 유도하는 치밀함을 보였어요. 이 경우 피해자가 사이버 수사대 공식 연락처로 전화해서 이런 페이스북 페이지가 있는지, 그리고 이런 조사가 진행 중인지를 확인하지 않았다면 위험했을 수 있습니다.

다른 사례에서는 카카오톡 오픈 채팅방 중 특정 게임을 같이하는 사람들의 모임에 접속했다가 피해를 본 경우도 있었어요. 게임을 같이하며 대화를 나눌 목적으로 들어간 방이었는데, 게임에서 활용할 수 있는 불법 프로그램(버그, 핵 등)을 뿌려주는 사람이 나타난 것이죠. 해당 프로그램을 다운로드해서 활용한 사람은 해당 프로그램과 함께 깔린 랜섬웨어[5] 때문에 금품을 갈취당하기도 했고요. 백도어 프로그램이나 원격 조종 앱이 심어져서 사진과 연락처 등 개인 정보들을 빼앗기기도 했습니다. 얼마나 위험한지 알겠죠?

_____

5 랜섬웨어(ransomware) : 랜섬웨어는 몸값(ransom)과 소프트웨어(software)의 합성어. 사용자 컴퓨터 시스템을
  잠그거나 데이터를 암호화해서 사용할 수 없도록 만든 다음 사용하고 싶다면 돈을 내라고 요구하는 악성
  프로그램이다. [네이버 지식백과]

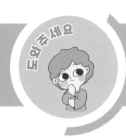

모르는 사람을 만나러 간대요. 계정을 없애버려야 할까요?

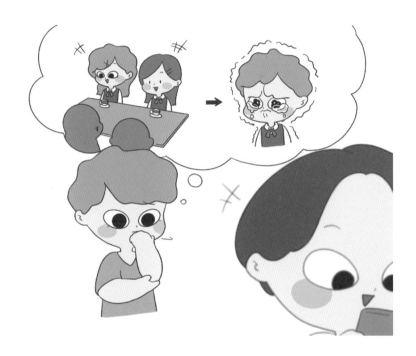

"제 아들이 모르는 사람과 연락을 하더니 만나러 가겠대요. 사진도 주고받는 거 같은데 불안해요. 남양주 누나와 부산 학생, 김포 언니와 분당 오빠와의 만남. 아예 차단해야 하나요? 예전에 저희 부모님이 제가 야자 빼고 미팅에 갔다고 머리를 밀어버린 일이 떠올라서 웃프네요. 저도 예전처럼 머리도 밀고 계정도 다 밀어버려야 할까요? (고등학생 엄마)"

위험한 거 맞아요. 그러나 많은 아이가 이런 방식으로 살아가고 있어요. 아예 막는 방법보다는 범죄 예방과 미디어에 대해 교육해 주는 것이 좋습니다. 이성 교제에 대한 가치와 기준을 잘 만들어 주는 게 길게 봤을 때 더 효과적입니다.

과거에는 선을 보거나 빵집에서 미팅하며 연인을 찾기도 했죠. 단체 미팅이나 소개팅 등 오프라인을 통한 만남이 많았어요. 그런 것들이 이제는 소개팅 앱이나 결혼 정보 회사의 주선으로 바뀌기도 했죠. 최근 들어서는 꼭 연인을 찾는 방법이 아니더라도 사회적인 관계를 맺기 위해서 취미를 공유하는 소모임, 사회적 연대를 위한 SNS 모임 등이 많아요. 좋은 기능도 있고, 위험한 부분도 있습니다. 누구나 하나쯤 단체 카카오톡 방에 속해 있듯 아이들에겐 단체 페이스북 메시지방, 일명 '단펨'이 있고요. 맘카페(엄마들의 모임)나 자동차 동호회가 있듯이 카카오톡 오픈 채팅방이나 소모임 앱이 있어요. 온라인상에서 취미와 정보를 공유하는 거죠. 한 인간이 사회적 존재로 성장해나가기 위해서 어찌 보면 필수적 수단이자 당연한 문화가 되어가고 있습니다.

‡ 몸캠피싱의 위험과 사례
어머니가 걱정하시는 상황은 '몸캠피싱[6]'이라는 범죄의 위험이 높아 보여요. 연락을 주고받은 상대방이 실제 여자가 맞을까요? 전에는 다른 여성의 사진을 도용한 경우가 많았어요. 무서운 건 요즘에는 실제 여성인 경우도 있다는 건데요. 인증을 요구하면 바로 사진을 찍어서 보내요. 요구하는 자세를 한 채로 인증 사진을 찍기도 하고, 종이에 원하는 글씨를 써서 얼굴 옆에 대고 사진을 찍기도

---

6 몸캠피싱 : 영상 통화로 음란행위를 하는 '몸캠'이라는 단어와 전자 금융 사기 범죄를 뜻하는 '피싱(phishing)'의 합성어로 신종 사기 수법 중 하나이다.

하고요. 가출해서 돈이 필요한 여자 중학생, 고등학생을 아르바이트라며 섭외한 경우도 있었고, 실제 여성이 그 조직의 구성원인 경우도 있어요.

수법은 대략 이렇습니다. 카카오톡이나 페이스북, 인스타그램 등을 통해서 모르는 사람에게 연락이 옵니다. 나에 대한 신상을 어느 정도 알고 있어요. 학교라든지, 나와 친한 친구 이름 같은 부분이요. 그러면서 호감이 있었다고 표현하고, 피해자에게 사진을 보냅니다. 옷을 벗은 사진과 같은 자극적인 사진과 영상들을 보내지요. 범인들이 보낸 사진이나 영상을 피해자가 클릭한 경우, 쿠키나 캐시 등에 임시저장 혹은 핸드폰 저장 공간에 다운로드가 돼요. 그 사진이나 영상 안에 해킹 프로그램(백도어 등)이나 원격 조종 프로그램 등을 심어서 개인 정보를 훔쳐 갑니다.

그렇게 실존하는 인물임을 인증하고 연락을 주고받다 보면 피해자의 경계심이 풀리는데요. 이때 범인들은 피해자에게 사진을 요구해요. 거짓말에 속은 피해자가 본인의 신체나 얼굴이 나오도록 사진을 찍어 보내면 본격적으로 협박을 시도합니다. 해당 사진이나 영상들과 대화 이력을 피해자의 학교, 학원, 지인, 친척 등에게 뿌리겠다고요. 수천만 원에 이르는 큰 금액의 돈을 보내지 않으면 자료들을 뿌리겠다고 협박해요.

범인들에게 순응하지 않으면 더 비열하게 협박합니다. "어이구, 나를 협박죄로 신고하겠다고? 해봐라. 내가 잡히기도 어렵지만 잡혀도 네가 더 손해일걸? 내가 잡혀도 사진이랑 영상 다 뿌려버릴 거야. 얼굴 들고 살 수 있겠어? 시간이 지나도 사람들 기억에서 사라지긴 하겠어? 너는 그냥 야동 스타 되는 거야. 평생. 의사나 변호사, 기자, 연예인, 유튜버같이 얼굴 많이 알려지는 일은 아예 꿈도 못 꾸겠지? 결혼은 할 수 있나? 연애는 할 수 있고?" 이런 식으로 말이죠.

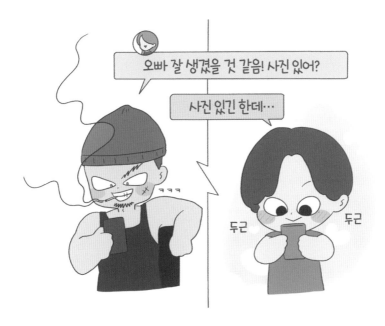

또 다른 경우에는 습득해 놓은 A의 연락처를 바탕으로 A의 부모에게 해킹을 시도합니다. 예를 들어, 'A군 다 벗은 사진'이라는 제목으로 A의 부모에게 보내면 대부분의 부모가 놀라서 클릭해 보겠죠. 그 상태에서 부모의 핸드폰 속 개인 정보 또한 동의 없이 범인에게로 넘어갑니다. 그다음 똑같이 협박이 시작돼요. 부모의 지인들(가족, 친척, 직장동료, 거래처, 학교 선생님 등)에게 뿌리겠다고 말이죠. 피해자와 피해자 부모를 모두 협박해서 더 큰 금액을 요구하거나 악랄하게 따라다닙니다.

금품을 요구하며 협박을 하는 범인들에게 금품을 제공하더라도 문제가 될 수 있습니다. 해결되기 어려워요. 범인들이 돈을 받아놓고 해당 사진과 영상들을 나 몰라라 하는 식으로 뿌려버리거나 아직 안 지운 영상과 사진이 많다며 여러 차례 금품을 요구하기도 합니다. 또한 A나 A의 부모 핸드폰에 있던 사진 자료나 기타 개인 정보 중에서 문제가 되거나 협박에 사용될 수 있는 것들이 있다면 이것을 가지고 2차, 3차 협박을 하기도 하죠.

이런 사건이 뉴스에만 나오고 본인과는 거리가 멀게 느껴질 수 있지만, 현실은 그렇지 않습니다. 학생들부터 직장인까지 피해자의 연령대는 굉장히 다양해요. 학교 진학을 포기하거나, 직장을 그만두거나, 가정에 이 사실이 알려져 이혼하는 경우까지 피해 상황은 다양해요. 경찰청 추산으로 2017년에 1,234건, 2018년에 1,406건, 2019년에 1,824건으로 점점 늘어나고 있다고 해요. 피해 금액 또한 같은 기간 18.8억 원, 30.3억 원, 55.2억 원으로 가파르게 상승하고 있습니다. 피해자들의 자료를 지워주는 성범죄 대응 전문 민간 업체 10여 곳에서 추산하기로는 연간 1만 명 이상이 300억 원에 가까운 피해를 본다고 해요[7]. 주변에 알려질까 봐 수사기관에 신고하지 못하고 민간 업체에 자료 삭제를 요청하는 건수가 늘고 있다는 것이죠.

안타깝지만 이 범인들에 대한 수사나 검거가 쉽지 않습니다. 돈을 보내거나 사진이 뿌려지는 등 피해가 발생하기 전에 수사에 착수하거나, 피해를 미리 예방하기 위한 조처들이 미흡한 상황입니다. 대부분의 범인이 대포 통장(다른 사람 명의 통장)을 활용하고 핸드폰도 타인의 명의로 활용하기 때문입니다. 습득한 사진이나 영상을 메인 서버를 해외에 두고 있는 클라우드 시스템 등에 저장한다면 수사를 통해 강제로 회수하기 어렵습니다. 외교력까지 필요한 사안이다 보니 피해자가 헤쳐나가기란 참 어려운 구조입니다.

---

7 출처 : [60초 경제] '신고 못한' 몸캠피싱… 연간 1만 명 이상 피해(2020. 7. 22. 서울경제)

‡ 몸캠피싱의 예방과 대처 방법

몸캠피싱을 당한 후 가장 큰 두려움은 '해당 사진이나 영상이 퍼질까'에 대한 부분일 거예요. 이를 해결하고자 하지만 당하고 나면 이미 늦습니다. 상황이 벌어지고 나면 막아내기 쉽지 않으니까요. 우선 일상에서 미디어를 사용하거나 새로운 사람과 관계를 맺을 때 항상 1차적인 의심을 해야 합니다. '이 사람이 진짜 그 사람이 맞을까? 프로필 사진은 본인일까?' 구글에서 사진을 가져왔거나 인스타그램 사진이나 성착취물에서 퍼 왔을 수 있으니 내 사진과 개인 정보를 상대방에게 쉽게 넘기지는 말아야 합니다.

또한, 출처 불명의 파일을 실행하거나 다운로드하는 것 자체를 조심해야 합니다. 일단 이런 상황이 벌어졌다면 본인이나 가족들 핸드폰, PC에 있는 모든 사람의 연락처들을 엑셀에 일괄적으로 옮겨 적어서 백업하세요. 그리고 본인 이름으로 된 연락처, 카카오톡 아이디, 페이스북 아이디 등을 지우고 계정을 탈퇴하세요. 백업해둔 핸드폰, PC에 있는 모든 사람의 연락처에 범인들보다 먼저 연락을 돌리세요. 그리고 A 이름을 언급한 메시지나 사진 파일, 영상물을 절대 클릭하지 말라고 미리 말하세요. 금융 사기에 엮일 수 있고 해킹 프로그램을 이용해 개인 정보를 빼가기도 하니까 피해를 보고 싶지 않으면 클릭하지 말라고 해야 합니다. 솔직하게 A가 이런 피해를 보았다고 말할 수 있다면 그렇게 해도 되고요. 핵심은 A의 지인들이 A의 영상과 사진을 보거나 저장하지 않도록 유도하는 것입니다.

당황스럽고 조급한 마음에 협박범에게 돈을 보내지 않아야 합니다. 돈을 빠른 시간 안에 보내는, 반응이 빠른 피해자들에게 더 지속적으로 협박을 시도하고 더 큰돈을 요구하기도 합니다. 쉽게 끌려가는 인상을 주면 좋지 않아요. 최대한 시간을 끌어주세요. 금액을 마련하고 있고 현실에 이런 어려움이 있다고 호소하며 다양한 대화를 하세요. 그렇게 협박범의 정보를 최대한 수집해서 수사기관에 신고하는 한편, 동영상 유포 차단 전문 업체에 의뢰해보는 것도 좋은 방법입니다. 현재 디지털 성범죄 정보 지원센터, 경찰서 사이버 수사대, 사설 업체들, 한국 사이버 성폭력 대응 센터, 한국 성폭력 상담소, 청소년 사이버 상담 센터, 긴급전화 1366 등에서 협력 중이니 망설이지 마시고 도움을 요청해 보시기 바랍니다.

결론적으로 이 한 가지를 꼭 기억하고 아이들에게 이야기해 주세요. 모르는 사람과의 연락에 무작정 두근거리거나, 설레거나, 기대하지 말라고. 상대방은 나의 상상과 다르게 악당 캐릭터 같은 얼굴에 우락부락한 몸을 가진 사람이고, 모니터 뒤에서 담배나 피우면서 본인과 대화하고 있을 수 있다고요. 그렇다고 재미 삼아 범인들을 골려주겠다며 나서지 않길 바라요. 범인들에게 본인의 발톱 사진을 보내거나 겨드랑이 사진을 보내며 "웰컴 투 아마존~"이라고 하고, 본인 얼굴을 보내주겠다고 하면서 유명 정치인의 사진을 보내는 경우가 있었어요. 이런 함정에는 무대응이 최고의 대응입니다. 범인들을 골려줬다고 생각하고 승리한 기분에 취해 있을 때 분노를 느낀 범인들이 아이를 해코지할 수 있습니다. 내 집으로 대책 없는 양의 음식을 배달시키거나 집 앞에 몰래 찾아와 아이에게 물리적 상해를 가할 수도 있으니까요.

그리고 마지막으로 가장 중요한 것이 있습니다. 피해를 본 A를 혼내기보다 위로해 주어야 합니다. 교통사고를 낸 것이 아니라 교통사고를 당한 것이니 치료가

우선입니다. 만약 내 아이가 몸캠피싱의 피해자라면 심리적으로 따뜻하게 위로해 주세요. 우리 아이가 아닌 다른 아이였어도 당할 수 있고, 우리는 함께 이겨내야 하는 같은 편입니다.

만약 본인이 A의 입장이 되었다면 솔직하게 모든 것을 이야기하세요. A가 솔직하게 어디까지 사진이나 영상을 보냈고, 누구와 대화를 했는지 다 말해야 대응이 가능합니다. 이 순간, 그리고 앞으로 무조건적인 내 편이 되어 줄 수 있는 사람은 가족입니다. 가족에게 솔직하게 이야기해야 그다음 경찰이나 정부 기관, 사설 업체의 도움을 받아 해결할 때 공백이 생기지 않습니다.

중요한 것은 알아서 해결될 거라고 수동적으로 대처하거나 조용히 넘어갈 거라고 기대를 하면 안 된다는 점입니다. 언제든지 터질 수 있는 폭탄이에요. 지금 처리하지 않으면 3년 뒤, 5년 뒤에 터질 수도 있어요. 적극적으로 상담 기관을 통해 심리적인 위로를 선행하면서 수사기관에 의뢰하고, 본인이 할 수 있는 역할들을 해야 합니다. 지금 최대한 해결한다는 생각으로 임해야 한다는 점을 잊지 마시길 바라요.

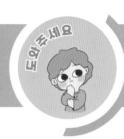

저는 세상에 해를 끼치고 가족에게 짐만 되는 거 같아요

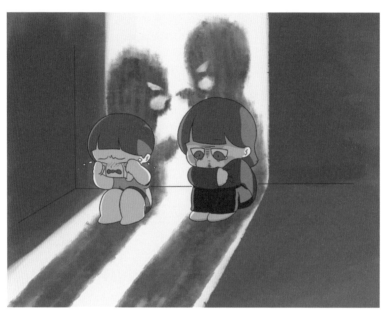

"저는 몸캠피싱의 피해자예요. 저뿐만 아니라 우리 가족도 피해자예요. 돈을 3억 원 가까이 뜯겼어요. 동네에 소문이 나서 이사도 갔고요. 아빠는 회사를 거의 강제로 그만두게 되셨어요. 엄마는 친척들을 못 만난 지 3년째고요. 다정했던 부모님이 지금은 매일 다투세요. 동생은 저 때문에 자주 울어요. 모든 게 다 저 때문이에요. 저는 정말 세상에 해를 끼치고 가족에게 짐만 되는 것 같아요. 제가 스스로 사라진다면 해결되지 않을까요? 저를 비난하고 경멸했던 사람들, 우리 가족을 불편하게 바라봤던 모든 사람이 조용해지지 않을까요?"

이런 일을 겪게 해서 미안해요. 사건이 시작된 이후로 본인을 추궁하고 나무라거나 위로하는 사람은 있었을 거예요. 그런데 본인에게 사과하는 사람은 없었을 것 같아요. 미안해요. 우리가 잘못했어요. 본인을 이런 상황에 몰리게 한 것도 미안하고요. 그 범인들을 잡아주지 못하는 것도 미안해요. 이런 위험이 있다고 교육하지 못한 것도 미안해요. 본인 때문이 아니에요. 우리가 부족해서 그런 거예요. 당연히 국가와 선생이 우리 친구가 받을 위협으로부터 보호해 주고, 함정을 메워줬어야 했어요. 그러니까 자책하지 마세요. 재난이나 범죄로부터 국가가 국민을 보호하고, 비뚤어질 수 있는 유혹과 함정을 경고해 주고, 보다 나은 가치 기준을 제시했어야 한다고 생각해요.

우리가 늦었어요. 우리가 빠르지 못했어요. 우리 능력이 부족했어요. 그래서 그 힘든 걸 본인이 겪게 된 거예요. 누구라도 당할 수 있고, 혼자 그리고 부모님의 힘으로 이겨내기 어려운 구조예요. 몸캠피싱으로 돈을 받고도 지속해서 협박하며 학교까지 따라오거나 부모님의 사회적 입지와 관계까지도 잃게 만드는 경우도 많습니다.

누구나 본인 같이 생각하며 자책할 수 있어요. 본인의 몸 사진이 내가 아는 모두에게 뿌려지고, 당당하기 어려운 내용과 개인적인 이슈들이 낱낱이 뿌려진다면 누구나 숨고 싶을 수밖에 없어요. 일단 본인 일상에 많은 변화가 와요. 본인을 바라보는 모든 시선이 의심되고 행동은 점점 더 위축되지요. 학생이나 청소년이 피해를 보는 경우에는 심리적 타격이 더 큽니다. 본인을 둘러싼 관계나 생활 반경이 좁거든요. 학교, 집, 학원, 친척 정도가 사회적 관계의 전부인데, 그들을 잃으면 그 사람은 사라지는 거죠. 사회적 존재로 기능하기 어려워져요.

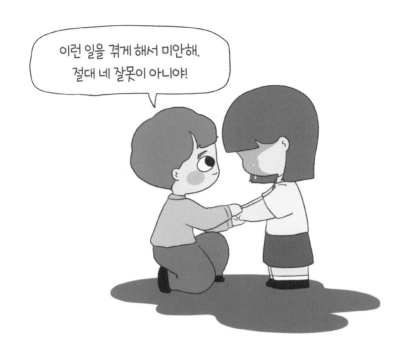

회사를 그만두고 다른 일을 하는 것과는 차원이 다르죠. 성인들은 자신을 둘러싼 다양한 집단 중 일부에서 발을 빼고 살아도 되지만(물론 그것도 쉬운 일은 아니지만), 아직 학생인 청소년들은 어떻겠어요. 좁은 영역 안에서 살아가는 사람이기 때문에 이 사건 하나로 세상 모두를 잃었다고 생각할 수 있어요.

너무 서글프지만, 이 시간을 우리는 함께 견뎌야 합니다. 살아 있어야 다음을 생각할 수 있어요. 쉽지 않겠지만 함께 견뎌봅시다. 누구나 다 작은 상처와 후회들이 삶의 궤적 안에 남아 있어요. 지금 겪은 이 상처는 앞으로 더 큰 상처를 예방해 줄 수 있을 거예요.

누구도 끝났다고 이야기하지 않았어요. 그 자체로 존귀한 여러분의 고통에 무한한 책임과 미안함을 느낍니다. 우리에게 또 다른 피해자가 생기지 않도록 기회를 주세요. 본인이 이 시간을 함께 견뎌준다면 우린 해낼 수 있을 것 같아요. 부탁합니다.

※ 우울감 등 말하기 어려운 고민이 있거나 주변에 이런 어려움을 겪는 가족·지인이 있을 경우 자살 예방 핫라인 ☎ 1577-0199, 희망의 전화 ☎ 129, 생명의 전화 ☎ 1588-9191, 청소년 전화 ☎ 1388 등에서 24시간 전문가의 상담을 받을 수 있습니다.

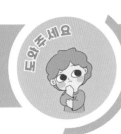

채팅창이나 게임 화면에
자꾸 이상한 말이 떠요

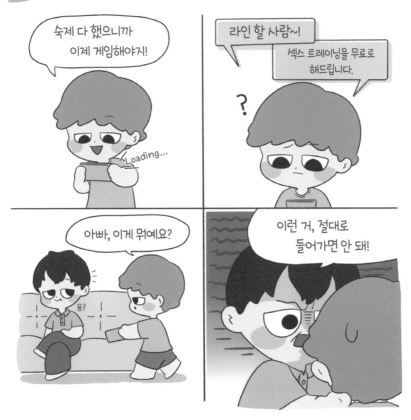

"얼마 전부터 유행하는 운전 게임을 시작했어요. 화장실에서 똥 싸면서 하기 딱 좋아요! 그런데 어느 날, 게임 대기 화면 채팅창에 이상한 게 뜨는 거예요. '08년생 변태녀 구함', '라인할 사람 오세요' 이런 식으로요. 변태녀가 뭐예요?

07년생이면 저랑 별 차이가 안 나는데, 어떤 사람을 구하는 거예요? 클릭해 보고 싶었는데 하루 게임 시간이 정해져 있어서 게임이나 더 하려고 눌러보진 않았어요. 또 어떤 날은 친구들이랑 어몽어스 게임을 하는데, 가끔 방 제목이 이상한 게 뜨기도 해요. '섹스 트레이닝 무료로 해드립니다', '연예인 A 알몸 보기' 이런 거요. 아빠한테 들고 갔더니 설명은 안 해주시고 절대 들어가지 말라고만 하세요. 도대체 뭐길래… 혹시 이거 클릭하면 장기매매 당하는 건가요?"

그 게임들, 저도 다 해봤어요. 그런 내용의 채팅방은 들어가 보려고 클릭해도 뭐가 제대로 안 나옵니다. 하지 마세요. 일단 너무 위험하거든요. 핸드폰에 랜섬웨어 같은 악성코드나 바이러스가 깔리거나, 게임 아이디나 계정을 해킹당하거나… 이런 게 문제가 아니에요. 더 큰 문제가 생겨요. 본인 인생에 큰 타격을 줄 수 있는 바이러스와 같은 존재가 튀어나옵니다.

장기매매요? 아마도 영화에서 본 그 무서운 범죄를 생각하는 것 같네요. 신장 같은 인간의 신체 장기를 불법적으로 거래하거나 본인이나 유족의 동의 없이 장기를 강제 채취해 거래하는 것을 '장기매매'라고 하죠. 우리나라를 포함한 대부분의 국가에서 윤리적 문제와 악용 문제로 장기매매는 불법이에요. 국내에서는 실제로 일어나는 사례가 거의 없기 때문에 미리 걱정하지 않아도 돼요. 유사한 범죄 행위로 '인신매매'가 있어요. 과거 노예매매와 유사하다고 보면 되는데, 국내의 경우 1990년대 초반까지는 아이나 여인을 납치해 매매하는 경우가 있었어요. 현재는 거의 근절된 상태고요.

본인이 접한 게임 채팅창 속 내용과 방 제목은 '성매매'라는 범죄 행위를 유도하는 것에 가까워요. 앞서 말한 장기매매나 인신매매처럼 당연히 불법입니다.

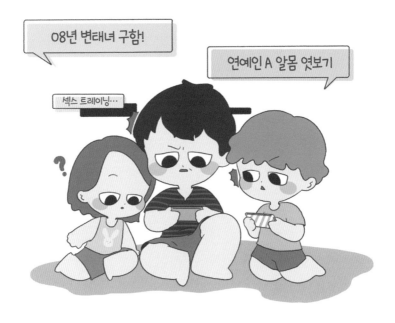

　'매매'라는 말 자체가 사고판다는 말인데요. 사는 사람과 파는 사람 모두 처벌을 받습니다. 성이라고 장난스럽게 "수원 화성을 팔아요?" 이러는 사람 있기? 없기? 그래서는 안 되겠죠?

　'성매매'는 '금품 같은 일정한 대가를 주고받기로 하고 성관계나 유사 성행위를 하는 매매 행위'를 뜻해요. 쉽게 말해서, 돈을 주고받고 성관계 등 스킨십을 하는 것으로 생각하면 돼요. 선뜻 이해가 가지 않죠? 돈을 왜 주고받아야 하고, 또 그렇게까지 해야 하는 이유가 뭔지 말이에요. 이성적인 시각으로 봤을 때 당연히 비상식적인 행태라고 볼 수 있습니다. 적어도 그동안 존재해 온 성매매는 비겁한 문화라고 볼 수 있어요. 좋지 않은 여러 방법으로 사회적 약자를 옭아맨 다음 성적인 행위를 하도록 몰아붙이는 상황이 많았거든요. 당연히 범죄예요.

혹시라도 클릭해 보거나 신기한 마음에 접근해 보고 싶더라도 절대 시도하지 않길 바랍니다. 성매매 알선 등의 행위는 『성매매 방지 및 피해자 보호 등에 관한 법률』을 통해서 강력하게 처벌받을 수 있습니다. 성매매, 성매매 알선 등의 행위, 성매매 목적의 인신매매, 성을 파는 행위를 목적으로 다른 사람을 고용·모집하거나 성매매가 행해진다는 사실을 알고도 직업을 소개하는 행위, 이러한 행위가 행해지는 업소에 대한 광고 행위 등 성매매에 관련된 모든 행위를 처벌하고 있어요. 성매매 소개 등 행위를 하거나 성을 파는 행위를 할 사람을 모집한 사람, 성을 파는 행위를 하도록 직업을 소개·알선한 경우 3년 이하의 징역 또는 3천만 원 이하의 벌금을 내야 합니다. 영업으로 성매매 알선 등 행위를 하거나 성을 파는 행위를 할 사람을 모집하고 그 대가를 지급받은 사람, 성을 파는 행위를 하도록 직업을 소개하고 그 대가를 지급받은 사람은 7년 이하의 징역 또는 7천만 원 이하의 벌금을 내야 합니다. 혹시나 이런 성매매에 휘말려 처벌을 받지 않으려면 아예 피하는 게 좋겠죠?

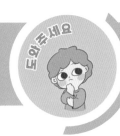
영화 주인공이 이상한 곳에 가서 이상한 행동을 해요

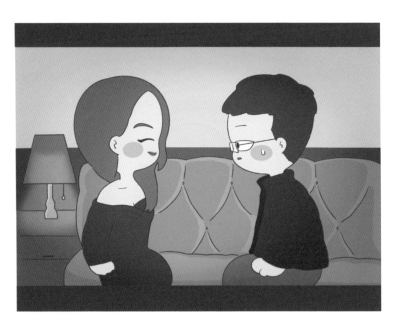

"주말 저녁에 TV로 영화를 봤어요. 제가 좋아하는 배우들이 나오더라고요. 그런데 이해가 안 되는 장면이 있었어요. 주인공이 지하의 구석진 가게에 들어갔는데, 무서운 아저씨가 나와서 주인공을 훑어보더니 입장시키더라고요. 그리고 이상한 옷을 입은 여자가 나와요. 무서운 일이 벌어질 줄 알았는데 여자가 주인공의 귀를 파주더라고요. 그런 거 하고 돈을 받나 봐요. 손톱에 뭐 칠해주고 돈 받는 거랑 비슷한가요? 왜 가게가 지하 음침한 곳에 있고, 아저씨가 무섭게 째려보고 통과시키는지 이해가 안 가요. 여자가 입은 옷도 이상했고요. 설명해 주세요."

느낌상 좋아 보이나요, 별로인 것 같나요? 무서운 직원에 이상한 복장과 낯선 행동까지… 전반적으로 이상하죠? 우리가 가서는 안 되는 곳이고, 상대해서 이길 수 있는 사람들도 아닙니다. 그런 곳에 갔다가 어떻게 풀려나더라도 본인에게는 손해뿐인 공간이니까 애초에 생각 자체를 안 하면 좋겠습니다.

본인이 본 영화 속 공간에서는 어떤 일이 벌어질까요? 바로 '성매매'가 이루어집니다. 보통 돈을 받고 상대방과 성관계를 하거나 유사 성행위(자위, 키스 등)가 이루어지지요. 당연히 법에서 허용하고 있지 않으며, 상대방과 본인 모두 처벌받을 수 있습니다. 법적인 부분은 앞에서 다뤘기 때문에 이번에는 이쪽 세계의 위험성에 대해서 이야기해 줄게요.

결과부터 이야기하면 본인이 어쩌다 그런 곳에 가게 되었고, 나름대로 대처를 잘하여 상황이 어떻게 풀리더라도 결국 주도권을 잃고 약점을 잡혀서 끌려다니는 입장이 될 거예요. 이런 성매매 업소는 개인으로 활동하기보다는 작든 크든 조직을 낀 형태로 운용됩니다. 그렇다면 이곳을 운용하는 책임자 내지는 권력자가 있겠죠? 쉽게 말해서, 사장님이 있을 거예요.(사장 놈이라고 해주고 싶네요.) 차이는 있지만, 이런 자들은 불법 사채업자[8]인 경우가 많다고 합니다. 이들은 가출한 여중생이나 고등학생에게 필요한 돈을 빌려주고 감당하기 어려운 이자로 협박해서 본인들이 원하는 행위를 하도록 압박합니다. 사회적 약자에게 불균형한 정보와 권력을 남용해서 그 사람의 몸과 정신을 빼앗는 구조를 만들죠. 굉장히 비열하고 저열한 행동이라고 볼 수 있어요. 이렇게 약자들을 협박하고, 착취하는 구조를 만들어 구축해 놓은 하나의 거대한 세계라고 볼 수 있습니다.

---

8 사채업자 : 은행 등 제1, 제2 금융기관이 아닌 개인이나 대부 업체로부터 돈을 빌리는 것. 그중 대부 업체로 정식 등록을 안 했거나 법정 최고 금리(24%)를 준수하지 않거나 이자 외에 별도의 수수료를 챙기는 등의 행위를 함.

이를 모방하여 일부 10대 청소년들이 가출한 여학생이나 후배 등을 겁박해서 강제로 성매매를 시키는 경우도 뉴스에서 볼 수 있었을 거예요. 취업 사기, 채무 등 성매매 피해자들을 옭아매는 수단이 시대에 맞춰 변화하고 있지만, 이를 잡아내는 과정이 쉽지 않아요.

자, 여기서 중요한 지점이 있습니다. 성매매 업소를 운용하는 자들은 스스로 불법인 걸 알까요, 모를까요? 맞아요. 잘 알고 있습니다. 알면서도 불법을 저지르고, 치밀하게 경찰의 수사망을 피해 가고 있어요. 잡히면 끝이니까 허술하게 하지 않는 것이죠. 해당 업소를 자주 출입하는 고객들의 명단을 정리해 놓고 업소들끼리 공유하기도 합니다. 손님이 올 때마다 매번 일반인인지, 잠입 수사하는 경찰인지 확인하는 게 힘들잖아요. 일을 편하게 하겠다는 이유로 한 번이라도 업소를 이용한 사람들의 정보를 정리해서 데이터베이스화 한다고 해요. 동의를 구하고 고객의 기록을 남기는 일반적인 기업이나 가게들과는 다르게 경찰의 수사망을 피하기 위한 방법인 것이죠. 특히 처음 방문하는 경우, 신분 확인 또는 인증을 요구하는데요. 주민등록증이나 여권 등 신분증 뒷자리는 가리고 사진을 찍어 보내달라고 요구합니다. 경우에 따라서 신분증을 손에 든 채로 셀카를 찍어달라고 요구하기도 해요.

이 사람들이 이 고객 명단을 가지고 보관만 하고 있을까요? 아니면 차후 고객을 협박하는 데 사용하기도 할까요? 당연히 이 정보를 바탕으로 협박하기도 합니다. 성매매 피해 여성을 압박했던 악랄한 방식을 그대로 사용하지요. 성 구매자에게 연락해서 성을 구매했던 이력을 직장이나 가족들, 지인들에게 뿌리겠다고 협박하는 거예요. 협박하기 위해 7~8년이라는 긴 시간도 기다립니다. 성을 구매했던 사람이 사회적인 성공을 거둘수록 협박했을 때 얻어내는 돈이 크니까요.

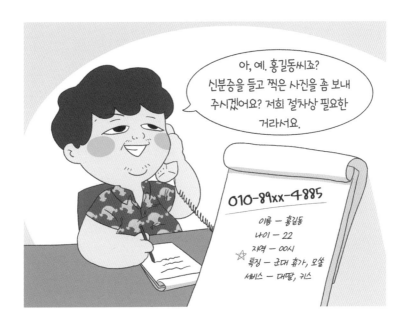

실제로 성을 구매한 의사들을 협박해 수천만 원을 갈취한 브로커 및 일당이 잡힌 사례도 있었어요. 심지어 성 구매자가 결혼하기를 기다리는 경우도 있습니다. 결혼을 코앞에 둔 상황에서 협박을 당한다면 어떨까요? 'N억을 준다면 더이상 협박하지 않겠다.'라는 등의 협박에 굴복할 수밖에 없는데, 그 돈을 준다고 해서 합의가 된다는 보장도 없습니다. 지속적인 협박이 따라올 수 있어요. 결혼할 배우자나 배우자 가족, 그리고 직장 등에 과거의 잘못된 행동이 알려지면 현재 가지고 있는 모든 것을 잃게 될 수 있는 거죠.

한 마디로 성공하고 나서 다 잃는 거예요. 그 무엇보다도 중요한 것은 본인의 인생이잖아요. 적어도 본인의 인생을 위해서라도 성매매를 시도하지 마세요. 최소한의 선이라도 지키길 바라요. 간혹 협박 안 당하는 꿀팁이 있다면서 발칙한 아이디어를 제시하는 친구들이 있어요.

"저는 성매매를 할 거예요!"

"응? 이렇게까지 수업했는데, 성매매를 한다고?"

"네, 저는 협박 안 당할 자신이 있습니다. 선생님이 뭘 잘 모르시네요."

"그런 방법이 현재는 없는데… 그게 대체 뭔데?"

"저는요, 성매매를 한 직후부터 제 인생을 망가뜨릴 거예요. 제가 미리 실패해 있으면 협박당할 일도 없잖아요! 선생님, 저는 제 인생을 미리 포기하겠습니다!"라고요. 음…. 천재인가요? 멍청인가요?

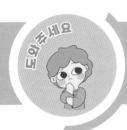

뉴스에 나오는 N번방, 박사방이 뭔가요? 혼란스러워요

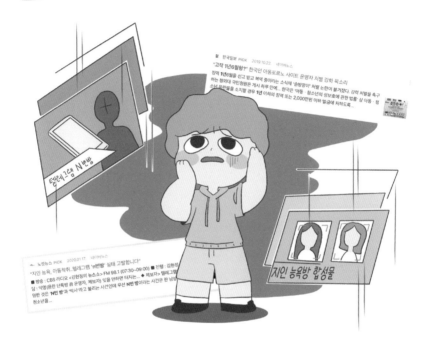

텔레그램 N번방

지인 능욕방 합성물

"우리 집은 아침 뉴스를 틀어놓는데 너무 무서워요. 뉴스에 너무 많은 게 떠요. 부모님도 못 보겠다면서 끄시더라고요. 친구들이 단톡방에 올리는 유튜브 영상에도 성에 대한 이야기가 너무 많아요. 정신없고 어지러울 정도예요. N번방이나 박사방이 뭔가요? 지인능욕방은 뭔가요? 기사 중에는 학교 선생님이 학생 대상 범죄에 가담했다고 하던데, 선생님들도 다 의심해야 하나요? 학원 선생님도요? 어떻게 살아가야 하나요?"

시대적으로 과거보다 요즘 성과 관련된 이슈가 많이 불거지고 있어요. 전에도 이런 사건이 없었던 것은 아니지만, 미디어가 많아지면서 수법이 일반화 혹은 고도화되기도 했고, 뉴스 보도량도 늘었어요. 개인 간에 해당 내용을 퍼 나르기도 하고요. 음지에서 암암리에 벌어지는 것보단 이렇게 공론화되어 수면 위로 드러나는 게 좋을 수 있어요. 다만 그 과정에서 본인처럼 처음 듣는 정보나 상황에 어려움을 느낄 수 있는 것 또한 사실입니다. 그런 친구들을 위해 정보들을 해석하고 기준을 제시해 줄게요.

본인이 성적인 존재가 되어가면서 성적인 욕구를 가지게 된다면 자연스럽게 주변의 존재들이나 미디어 속 대상에 관해서 관심을 가지게 될 수 있어요. 어렵게 표현하면 '성적 대상화'라고 하기도 하는데요. 다양한 욕구를 가진 입체적인 인간의 존재를 단순히 성적인 정보들로만 인식하는 거예요. 기본적으로 인간은 매 순간 욕구를 바탕으로 대상화하는 행동을 하며 살아가요. 치킨을 보면 '맛있겠다', 새로운 게임 광고를 보면 '해보고 싶다', 길에 돈이 떨어져 있으면 '와, 이득이다', 침대를 보면 '눕고 싶다'라고 생각하듯 말이에요. 대상화하는 생각의 과정은 전혀 이상할 게 없는, 자연스러운 것이에요. 상식적인 문화와 법적인 테두리 안에서 행동하면 돼요.

하지만 모두가 그렇지 않다는 게 안타까운 현실입니다. 그렇지만 비상식적이고 서로를 갉아 먹는 위협들 속에서 본인만의 중심을 지킬 수 있는 사람이 되면 좋겠어요. 스스로 판단하고 결정하는 힘이요. 처음부터 문제들을 모두 구별하라고 하면 힘들겠죠. 구체적 기준은 지금부터 알려 줄게요.

‡ 지인 능욕

'지인 능욕'이란 것은 앞 주제에서 설명한 딥페이크 기술을 활용한 질 나쁜 범죄입니다. 학교 선생님, 같은 반 학생, 헤어진 전 애인 등 지인의 얼굴 사진 등으로 제작을 의뢰하면 제작자가 성착취물에 합성하는 방식입니다. 사법당국이 대대적인 수사를 벌이면서 지인 능욕 방을 운영하거나 제작을 의뢰한 사람들을 확인했는데요. 성인도 일부 있었지만 대부분 중학생이나 고등학생이었다는 점에서 놀랍고 안타까웠어요. 당연히 처벌 가능한 사안입니다. 실제로 해당 범죄에 가담한 가해 학생들은 형사재판을 앞두고 있거나, 강제 전학을 당하거나, 피해자에게 큰돈을 주고 합의를 하는 상황입니다.

이른바 '중앙정보부방'이라고 불리는, 지인 능욕을 의뢰한 사람을 협박하는 사례도 있었습니다. 게임 채팅창이나 SNS에 '지인 사진을 합성해 성착취물을 만들어 준다'는 광고를 한 뒤 제작을 의뢰한 사람들을 협박해 성착취물을 만들고 해당 대화방에 올리도록 한 사건이에요. 의뢰하며 밝힌 이름과 휴대전화 번호 등을 빌미로 "시키는 대로 하지 않으면 신상을 공개하겠다.", "지인 능욕을 의뢰했다는 소문이 나면 일상생활 가능하겠냐", "너의 벗은 몸 사진이나 영상을 보내라."와 같이 협박하는 거예요. 한 마디로 "너 잘못했지? 어디 신고 못 하지? 그럼 내가 시키는 대로 해." 이렇게 옭아매서 가해자였던 사람을 동시에 피해자가 되도록 만드는 거예요. 이런 상황이 되면 지인 능욕 의뢰로 처벌도 받으면서 성착취 사건에는 피해자로, 이러지도 저러지도 못하는 상황에 놓이게 돼요. 최근 중앙정보부방을 개설해 주도한 사람은 『아동·청소년의 성보호에 관한 법률』에 따라 성착취물 제작·배포 등 혐의로 구속기소 되었고, 장기 징역 5년~단기 징역 3년을 선고받았습니다.

‡ N번방 사건

N번방은 SNS 계정 중 일탈을 목적으로 만든 계정들을 악용했어요. 평상시에 사용하는 SNS 계정이 아니라 가까운 지인들끼리만 공유하는 비공개 계정과 비슷한 거예요. 예를 들면, 일탈을 목적으로 한 계정에 옷을 벗고 있거나 과장된 사진 올리면서 주목과 관심을 즐기는 젊은 여성들, 중학생과 고등학생들이 있었어요. 이런 일탈 계정을 운영하는 사람에게 아이디 '갓갓'이라는 사람이 이렇게 접근을 했습니다. "안녕하세요. XX 경찰서 사이버 수사대 계장 XXX입니다. 해당 계정은 성착취물 반포 죄로 신고가 접수되었으며 관련 증거는 모두 저장되었습니다. 피의자는 조서에 성명과 주민등록번호, 직업 등을 작성하셔야 하니 직장 주소와 연락처를 알려 주세요." 이런 연락이 오면 처벌이 두려운 당사자들은 본인의 개인정보를 제공했어요. 빠져나올 수 없는 늪으로 빠져들었다고 볼 수 있죠. 이렇게 취득한 개인정보를 빌미로 직장이나 학교 등에 해당 범죄 사실을 알리고 싶지 않으면 시키는 대로 따르라고 협박하는 거예요. 옷을 벗고 사진을 찍거나 영상을 찍어 보내라는 건 예사고, 상상하기 힘들 정도의 엽기적인 행태를 요구합니다. 이렇게 확보한 영상물과 사진은 텔레그램이라는 메신저에서 1번 방부터 8번 방까지 뿌려져요. 방별로 입장료를 받거나 영상에 대한 대가를 요구하고요. 이런 범죄 형태를 2차 방정식, 3차 방정식이라고 부르는 N차 방정식처럼 N번방이라고 부르게 된 거예요.

N번방을 주도했던 갓갓은 이렇게 개인정보로 타인을 협박함으로써 자신이 우월한 지위에 있다고 착각해 갓갓(GOD, 신)이라는 닉네임을 쓰지 않았을까 추측되는데요. 현실 세계에서 결핍과 피해 의식이 크다 보니 온라인 공간에서 상대적 약자에게 분풀이 범죄를 저지르지 않았나 싶어요.

‡ 박사방 사건

박사방은 N번방과 유사한 방식이지만 더 악질적인 행태를 보인 범죄예요. 우선 SNS에 고액의 모델 알바 공고를 올립니다. 가출한 여자 중학생이나 고등학생처럼 돈이 필요한 여성들이 연락하면 임금 지급을 위해 이름과 주민등록번호 등을 알려달라고 합니다. 이렇게 얻어낸 개인정보를 통해 집 주소와 이사 이력 등을 알아내는데, 이 정보는 구청 공익근무요원 등을 통해서 조회했다고 해요. 이렇게 본인은 피해자의 모든 신상 정보를 안다며 가족들에게 폭력 등 물리적 상해를 가하거나, 사회적으로 공격을 가하겠다고 협박합니다. 그러면서 갓갓처럼 옷을 벗고 사진을 찍거나 영상을 찍게 했죠. 여기서 더 악랄한 건 '노예'라고 칭하면서 비상식적인 요구를 했고, 해당 영상물이나 사진을 가상화폐로 거래하기도 했어요.

해당 박사방이나 N번방에 가담한 사람 중에는 공무원, 교사는 물론 대학생, 청소년도 있었어요. 또한, 선생님이 되는 교육대학교 학생들의 단체 카카오톡방에서 동기 여성의 몸매를 품평하거나, 이미 선생님이 된 경우 학교 학생들의 몸에 대해 언급하는 등 교사로서 자격에 미달하는 행동을 보인 사례도 있었어요. 그 외에 유명한 사진작가가 모델 지망생이나 동기들의 벗은 사진을 돌려보는 사건도 있었어요. 속옷 모델이나 보석 모델 테스트를 하려면 벗고 찍은 모습을 확인해야 한다며 나체 사진이나 영상을 요구해요. 이렇게 확보한 영상이나 사진을 지인과 돌려보며 황금폰이라고 칭하기도 했습니다. 이런 사례에 가담한 대부분의 사람이 입건되어 조사를 받거나 재판 진행 중인 경우가 많습니다.

해당 사태로 인해 일명 'N번방 방지법'이 통과되어 법에도 변화가 있었어요. 개정된 『성폭력처벌법』에 따르면 2020년 5월 19일부터 불법 촬영물은 보기만 해도 처벌받을 수 있어요. 그동안 성인 대상 불법 촬영물에 대한 처벌 기준이 미비했지만, 이제 불법 촬영물을 소지, 다운로드, 구매, 저장, 시청하다가 적발되면 3년 이하의 징역 또는 3천만 원 이하의 벌금형을 내릴 수 있어요. 불법 촬영물을 반포, 판매, 제공하는 사람만 처벌하던 기존의 법 조항을 강화했으며, 이미 처벌되는 사례들이 속속 나오고 있습니다.

N번방과 박사방처럼 성착취 영상물을 제작하거나 반포한다면(피해자 스스로 촬영했어도 동의 없이 반포 시 처벌) 7년 이하의 징역 또는 5천만 원 이하의 벌금형이고, 영리 목적 정보통신망을 이용하여 반포한다면 3년 이상의 징역에 해당합니다. 여기에 상습적인 행태를 보인다면 가중처벌되고요. 성적 촬영물을 이용하도록 협박하거나 강요하는 행위는 '협박'의 경우 1년 이상 징역, '강요'는 3년 이상 징역으로 강화되었고, 이 역시 상습적이면 가중처벌됩니다.

아쉬운 점은 과거 사건에 가담한 사람들에 대한 처벌입니다. 법 개정이 이루어지기 전 발생한 사건들이어서 처벌에 다소 어려움을 겪을 수 있어요. 하지만 가해자의 경우 압수 수색을 디지털 포렌식[9]으로 진행해요. 해당 범죄뿐만 아니라 문제 삼을 수 있는 영상, 사진 파일, 시청 기록을 모두 찾아 처벌하려 노력하고 있으며, 형법상의 방조죄를 적용하죠. 범죄 행위에 가담하는 모든 행위를 방조죄(종범)로 처벌할 수 있게 하는 방향이라 처벌 범위가 넓어지긴 했지만, 상하 관계가 존재하는 조직이나 임무 분담이 된 조직범죄에만 사안을 적용하려고 시도하고 있어요.

---

9 디지털 포렌식(digital forensic) : 디지털 증거물을 분석하여 수사에 활용하는 과학수사 기법의 총칭

이 사안에 대해서 왜 이렇게 열심히 수사하고 처벌하려 노력하는 걸까요? 검찰에서 왜 그들의 범죄 사실을 모아 무기징역을 구형하는 걸까요? 법이 개정되기도 했고, 국민적인 관심이 높아 해당 범죄들에 대한 법 감정이 강한 상태이기 때문이에요. 한 마디로 '한 번이라도 가담하면 끝난다'는 거죠.

내가 인간이라는 존재로 살며 존중받고 싶다면 나부터 모든 사람을 존재로 바라봅시다. 모든 개인은 저마다 살아온 스토리가 있고, 가족과 여러 관계가 있고, 일상과 미래가 있으며, 무엇보다 미소가 있는 존재예요. 재미있고 흥미롭다거나 단순히 '크다', '아름답다', '자극적이다' 등 성적인 측면으로만 바라보는 것이 아니라 종합적이고 입체적으로 사람을 볼 수 있길 바랍니다.

어느 집단이든 일부의 사람들은 문제가 있을 수 있어요. 하지만 좋은 사람들이 더 많아요. 본인을 둘러싼 학원 선생님이나 학교 선생님 등 모두를 의심하는 것보다 각 개인을 있는 그대로 바라봐 주세요.

‡ 그들의 결말

텔레그램 '박사방'에서 성착취물을 제작하고 공유한 혐의 등으로 기소된 조주빈은 1심에서 징역 40년을 선고받았어요. 함께 법정에 선 공범들 역시 징역 7~15년이 선고됐죠. 이에 조주빈은 형량이 과도하다며 감형을 요구했어요. 그런데 이 40년형은 성착취물 제작과 유포에 대한 혐의일 뿐, 그의 죄는 더 있었죠. 범죄를 통해 수익을 얻었는데 가상화폐를 받아 환전하는 방식으로 총 1억 800만 원을 은닉한 혐의가 밝혀졌지요. 이에 대한 처벌로 징역 5년이 추가됐어요. 그의 총 형량은 45년. 애초에 검찰은 그에게 무기징역을 구형했지만, 법원은 그에 비해 적은 45년을 선고한 거예요.

이 형량은 무기징역 다음으로 가장 큰 형량에 해당하는데, 살인과 같은 강력 범죄를 저지른 범죄자에게 선고되는 처벌이에요. 이에 조주빈 측은 본인의 죄가 살인과 같다는 게 말이 안 된다며 형평성에 문제를 제기했지만, 타인의 인생을 철저히 망가뜨린 그가 할 말은 아니죠. 피해자들은 절대 회복할 수 없는 상처를 평생 안고 살아가야 하기 때문에 그의 죄는 살인보다 덜하진 않을 거예요. 그래도 불법 촬영물 혹은 디지털 성범죄에 대한 처벌로 기껏해야 1~2년 징역이나 벌금형만 선고되던 과거에 비하면 훨씬 나은 처벌이죠. 디지털 성범죄에 대한 시각이 변하기 시작한 거예요.

어쩌면 이런 성범죄자에게 45년이 아니라 무기징역이 선고되는 날이 올 수도 있겠죠. 성범죄에 대한 심각성을 인지하고 우리 모두가 관심을 가진다면 말이에요. 인간을 '존엄성을 지닌 존재'가 아닌 사물로 취급하던 그들의 마지막은 이렇습니다. 누군가의 삶을 망쳐버린 대가는 절대로 작지 않아요. 이 사건을 교훈 삼아 다시는 이런 일이 일어나지 않도록 우리 모두가 경각심을 가지고 조심해야 한다는 걸 잊지 마세요.

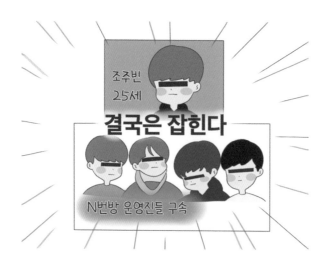

‡ 야동에 대한 잘못된 개념

위에서 소개한 텔레그램 사태 이후 '야동'이나 '음란물'이란 단어를 '성착취물', '디지털 성범죄', '불법 촬영물'이란 말로 대체하려는 움직임이 커지고 있어요. 분명 잘못되었으니 대체하려는 건데, 뭐가 잘못된 건지 감이 오나요? 그냥 들어서는 이해하기 어려울 거예요. 지금부터 알려 줄게요.

위의 내용을 이해하기 위해서는 '야동'과 '음란물'이 지금까지 어떤 문화를 만들어왔는지 그 배경을 알 필요가 있어요.

〈"고작 1년 6월형?" 한국인 아동포르노 사이트 운영자 처벌 강화 목소리〉
 (2019. 10. 22. 한국일보)
〈'국민 공분' 아동 음란물 유포… 알고 보니 사이트 운영자〉(2019. 10. 29. YTN)
〈여친능욕·아동음란물·성범죄… 소라넷 운영자 징역 4년, 피해자 눈물 닦을 수 있나〉
 (2019.10.30. 아시아경제)

위 제목들이 뭔지 알겠나요? 맞아요. 기사 제목들이에요. 이 기사들에는 공통점이 있어요. 사회적 파장을 일으킨 불법 영상물 관련 사건을 보도한 기사 제목들이죠. 여기서 주목할 부분은 언론의 '언어'예요. 대부분의 언론은 기사의 제목과 내용에 '아동 음란물', '아동 포르노'란 말을 사용해요. 명백히 피해자가 존재하는 '불법 촬영물', '성착취물'을 '포르노' 혹은 '음란물'이라 칭하며 대중에게 알리고 있죠. 이건 심각한 문제예요. '음란'이라는 단어는 사전적으로 '음탕하고 난잡하다'는 뜻이 있어 부정적 함의를 갖고 있는데, 성착취물에 '아동 포르노' '아동 음란물' 용어를 사용하면 범죄 행위뿐만 아니라 범죄의 대상이 된 아동까지 부정적인 인상을 줄 수 있는 거예요. 성인이 등장하는 영상도 마찬가지고요.

그런데 언론에서 '음란물', '포르노'와 같은 용어를 사용하니 대중들은 이를 그대로 인식하고, 그게 성폭력이고 성착취라는 인식 자체가 흐려져요. 특히 한국 사회는 성상품화에 대한 문제의식이 낮은 편인데 이런 표현을 사용하면 범죄의 심각성을 제대로 전달하기란 더 어렵겠죠.

1999년에는 불법 촬영물 유통 사이트의 시초라고 할 수 있는 거대 성범죄 사이트가 만들어졌어요. 해당 사이트의 회원은 100만 명에 육박했고 온갖 불법 촬영물들이 끊임없이 유포됐죠. 각고의 노력 끝에 17년 만인 2016년에 폐쇄됐는데, 이때도 언론은 이 사이트를 두고 '음란 사이트'라고 표현했어요. 피해자들의 불법 촬영물이 올라온 명백한 '성범죄' 유통 사이트를 두고 '음란', '야동'이란 이름을 붙이다니요. 그동안 언론과 재판부 모두 피해자가 존재하는 불법 촬영물을 음란물로 봐온 거예요. 많은 사람이 '야동'과 '불법 촬영물'을 어떻게 구분하느냐고 묻지만, 야동이란 큰 범주 안에 불법 촬영물이 포함된 것으로 인식하고 있는 우리나라에서 야동과 불법 촬영물을 구분하는 게 의미가 있을까요?

디지털 성범죄 가해자들은 우리나라 사람이 등장하는 불법 촬영물을 원했고, 그것을 '야동'이라 불러왔어요. N번방을 비롯해 텔레그램에 개설된 수많은 대화방, 페이스북, 유튜브, 트위터, 인스타그램에서 피해자가 협박당해 찍은 성착취물, 술이나 약에 취한 사람을 성폭행하는 영상 등이 '야동'으로 여겨진 거예요.

N번방이 화제가 되기 전, 디지털 성범죄로 경찰을 찾아간 피해자가 가장 많이 들은 말은 "텔레그램 범죄는 못 잡아요.", "가해자 특정을 못해요."였어요. 범인을 잡을 수 없다며 사건을 종결하는 경우가 많았죠. 잡힌다고 해도 매우 적은 형량을 받거나 벌금형 정도에서 그쳤어요. 심각한 범죄라고 생각하지 못한 거

죠. 이렇게 불법 촬영물이 '야동'이 된 배경에는 언론과 재판부, 검경의 무지가 깔려 있어요. 사실 우리 모두가 무지했죠. 디지털 성범죄를 '범죄'로 생각하지 않고 단순한 '일탈' 혹은 '놀이'로 소비하게 환경을 만든 원인이 이거예요.

지금까지 '야동'을 보는 것은 '성적 욕망을 실현할 수 있는 하나의 방법이니 봐도 된다'고 말해왔지만, 이제는 그래선 안 돼요. 상업적으로 만들어진 성관계 영상인 '야동'과 '불법 촬영물'은 엄연히 달라요. 이들을 철저하게 구분하고 명칭을 다르게 쓰는 것부터가 디지털 성범죄에 대한 인식을 바꿀 수 있는 길이란 걸 명심하세요. '야동'과 '음란물'이 아닌 '성착취물', '불법 촬영물'이라고 말해 주세요. 불법 촬영물의 피해자는 누군가의 성욕을 풀기 위해 소비되는 대상이 아닌, 우리와 함께 살아가는 소중한 사람임을 잊지 말아야 해요!

이제까지는 여러분의 이해를 돕기 위해 '야동'이란 표현을 종종 사용했지만, 앞으로는 명칭을 달리 사용할 거예요. 여러분도 주변에 '야동', '음란물'이란 말을 사용하는 사람이 있다면 '성착취물', '불법 촬영물'이라고 정정해 주세요.

* 참고자료 : [한겨레21] [너머n] 네가 본 건 '야동'이 아니라 '범죄현장'이다, 2020. 10. 29.
[피디저널] '아동 성범죄' 본질 가리는 '음란물', '포르노' 보도 용어, 이미나 기자, 2019. 10. 31.

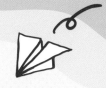

4장

성적 존재로 성장하는 나

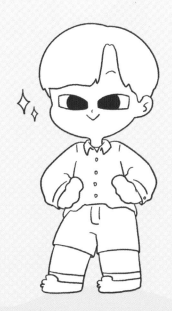

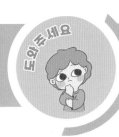

도와주세요

돈을 내고 때리면
덜 나쁜 인간일까요?

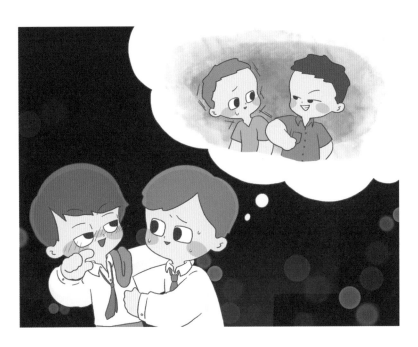

"요즘 고민이 있어요. 직장 선배를 통해 성매매 유혹이 들어와요. 저에겐 첫 직장인데, 회식 날이었어요. 1차에 고기를 먹고, 2차 맥주를 마신 후 갈 사람은 가는 분위기였죠. 그때 제 사수가 저에게 "좋은 데 데려가 줄게. 너는 XX만 원만 준비해." 이렇게 말하더라고요. 그냥 장난으로 웃어 넘기려고 했는데 계속 얘기했어요. "왜? 불편해? 알아. 나도 성매매는 싫어. 그거 성매매 아니고 그냥 키스만 하는 데야. 돈도 얼마 안 해. 예쁜 사람도 많대. 아이돌 연습생 출신이래. 요새 썸탈

때도 키스는 한다면서?" 이러더라고요. 저는 잘못됐다고 생각해서 어렵게 거절했어요. 사실, 좀 충격받았습니다. 지금도 이런 게 있다니 서글퍼요. 군대에서도 이런 비슷한 상황이 있었고 그때도 어렵게 거절했는데, 또 이런 일을 겪다니… 자괴감이 들고 이제는 주변 사람들이 다 의심스러워 보여요.(신입사원)"

그런 함정들이 있다는 건 인정해요. 서글프고 괴로운 현실이라는 것도 공감하고요. 그러나 대부분의 사람은 본인처럼 아닌 건 아니라고 생각하고, 그런 범죄에 가담하지 않아요. 입사하면서 직장에 그런 선배가 있을지 알 수 없고, 입대해서 자대 배치를 받을 때 선임을 선택할 수 없죠. 그 과정에 본인의 잘못은 없어요. 충분히 잘 대처했습니다. 앞으로 그런 사람들이 또 있을 수 있겠지만, 우리는 확실하게 선을 그어봅시다.

2019년 모 대학 게시판에 이런 글이 붙었습니다. '신입사원 모집 : 경력 무관, 학력 무관, 나이 무관, 급여 월 300만 원 이상, 지원 마감 임박, 합격자 발표 개별 통보, 가족 같은 회사, 지원서 작성은 아래 QR코드 활용' 이런 식으로요. 다른 구인 공고와 크게 다르지 않으며 굉장히 혹할 만한 조건들이죠. 해당 글의 QR코드를 찍고 들어가 보면 새로운 생각을 하게 됩니다. 바로 일본군 위안부 모집과 비슷했음을 알리는 내용이 뜨는 것이죠. 1930년 조선인 여성들이 일본군 위안부로 동원된 방식이 이와 유사했다는 설명이 덧붙습니다. 취업 사기로 인한

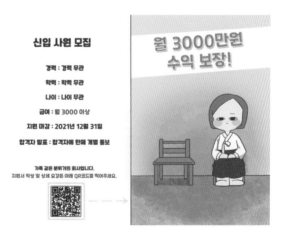

유괴, 인신매매, 성매매 등 명백한 강제 징용이죠. 제2차 세계대전 기간 동안 일본군들의 성적 욕구 해소란 명목으로 피해를 입은 조선인과 현대에 존재하는 성매매 여성들이 많은 점에서 유사합니다.

취업 사기나 금전적인 채무 때문에 성매매로 몰린 사람, 본인의 의지와 상관없이 마약에 중독되어 성매매를 시작한 사람, 가출한 미성년자, 정신질환자 등 심신미약자, 장애인, 인신매매 피해자들을 '성매매 피해자'라고 합니다. 우리가 이 성매매 피해자들에게 돈을 많이 내면 괜찮은 것일까요? 일본군들처럼 폭력을 쓰거나 가학적인 방식을 취하지 않는다면 그것으로 괜찮은 걸까요? 상식이 있다면, 입장을 바꿔서 생각해 볼 수 있다면 답은 쉽게 나올 것입니다. 내가 억지로 감금한 것도 아니고, 성매매 업소에서 일하는 사람들도 본인이 원해서 그 일을 하는 것인데 내가 무슨 잘못이 있는지, 이게 왜 범죄인지 모르겠다고 인식하지는 않길 바라요.

돈을 권력 삼아 휘두르는 그 순간부터가 폭력입니다. 나아가 돈을 이용해 상대방의 성을 무너뜨린 거예요. 사람은 돈이 조금 부족해도, 명예가 조금 모자라도 살아요. 하지만 성이 무너지면 그 존재는 더 이상 온전할 수 없을 정도로 무너집니다. 진심으로 그 존재를 배려한다면 아예 생각조차 하지 말아 주세요. 본인이 그런 유린을 당하고 싶지 않은 것처럼 그 사람들도 원하지 않습니다. 친구에게 그냥 패드립[1]을 치는 A와 친구에게 현질 많이 해주고 패드립 치는 B 중 좀 나은 사람이 있나요? 아니죠. 성매매에 동참하지 않겠다는 우리들의 당연한 결심이 문화를 더 좋은 방향으로 바꿀 수 있습니다. 더 확실한 마음으로 선을 그어 주세요.

---

1 패드립 : 패륜+드립 또는 패밀리+드립의 합성어로 엄마, 아빠, 할머니, 할아버지, 혹은 그 외 가족 친지를 농담의 소재로 삼아 사용하는 모욕을 의미한다. [나무위키]

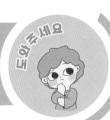

성매매와 성관계 자원봉사는 어떻게 다른가요?

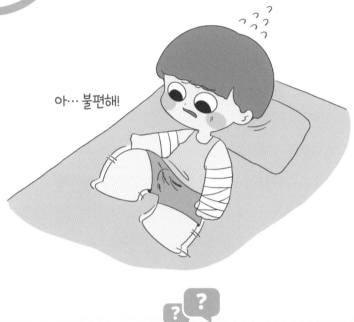

아… 불편해!

"양팔을 동시에 다친 적이 있어요. 학교도 못 가고, 밥 먹는 것, 씻는 것 모두 부모님이 도와주셨어요. 일상생활 자체가 힘들었어요. 그러다 어느 날 밤에 잠이 깼어요. 갑자기 발기가 되더라고요. 별생각 안 했는데 말이죠. 음경이 속옷에 끼었는데 정리를 못 하니까 너무 불편하더라고요. 부모님을 깨우기도 민망했고요.

그때 생각했어요. '신체에 제약이 생기는 상황에 놓인 사람들도 성적 욕구가 있을 텐데 어떻게 해결할까? 해결이 가능하긴 한가? 이런 사람들을 위한 성매매를 양지화할 필요가 있지 않을까?' 하고요. 유럽 일부 국가들은 성매매가 합법이기도 하니까 남에게 피해를 주지 않는 선에서 욕구를 풀면 되지 않나 싶다가도 막상 내가 그걸 주장하기엔 당당하지 못할 것 같고… 뭐가 맞는 걸까요?"

쉽지 않은 고민입니다. 성매매 합법화나 불법화에 대해서는 아직도 많은 이념적 논쟁과 윤리적 입장 차이가 존재하고 현실에서 발생하는 역설들이 많습니다. 네덜란드, 독일, 벨기에, 그리스, 룩셈부르크 등 유럽 일부 국가들에서는 합법이기도 하죠. 미국이나 한국처럼 금지인 곳도 있습니다. 종교적인 입장 차이 등으로 수많은 논쟁이 지금도 벌어지고 있습니다. 인간의 몸도 경제 매매 행위에서 하나의 재산으로 봐야 하는지에 대한 관념, 관점 차이도 큽니다. 돈을 매개로 성관계를 할 때 상대의 존엄성이 지켜질 수 있는지에 대한 회의감 또한 여전히 남아 있습니다.

성매매를 법률로 금지할 경우, 예외 없이 성 노동자(성매매 피해자)의 권리를 침해하는 것이라고 주장하기도 합니다. 실제로 음지화된 성매매 산업으로 인해 성 노동자가 경찰의 물리적 보호나 의료적인 지원을 쉽게 받지 못했어요. 법망을 회피하려 성 노동자들이 업주에게 뇌물을 주는 역설적인 상황이 생겼다는 주장도 있죠. 성매매 합법화의 상징으로 여겨지던 네덜란드 또한 성 노동자에 대한 폭력을 줄이기 위해 성을 구매한 사람에게는 벌금을 부과할 수 있는 노르딕 모델[2]로의 변화를 꾀하며 논쟁 중입니다.

신체적 장애로 인해서 성욕을 해소하기 힘든 사람들을 도와주는 성관계 자원봉사와 성매매는 다른 방향과 가치를 가진다고 볼 수 있어요. 행위의 범주가 다르고, 임하는 태도가 다르며, 무엇보다 금품과 같은 매개체의 존재 여부가 다릅니다. 그러나 이 성관계 자원봉사 또한 대부분의 나라에서 일반적으로 받아들

---

2 노르딕 모델 : 노르딕 모델은 스웨덴을 중심으로 노르딕 국가(노르웨이, 덴마크, 스웨덴, 아이슬란드, 핀란드) 일부가 채택하고 있는 성매매 관련 정책으로, 성매매 판매자가 아닌 구매자를 처벌하는 정책을 말한다. 성매매가 발생하는 근본적인 원인은 수요에 있다는 인식에서 출발한 것으로, 성매매를 알선하는 포주와 성구매자만 형사처벌하고 성매매 판매자에 대해서는 처벌을 면제하는 것이다. 이렇게 할 경우 처벌받지 않은 성판매자들이 성매매 수사에 협조하면서 성매수자를 처벌하기 쉬워지게 되고, 이로 인해 성매수자가 줄어든다는 것이다. [네이버 지식백과]

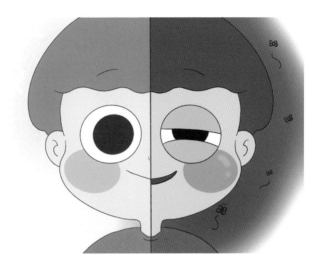

여지고 있지는 않아요. 제도적으로도, 사회문화적으로도 합의되거나 실행되기에 민감한 이슈라서 그렇습니다. 이렇게 체계적인 제도가 잡히지 않은 상황에서 개인의 도덕성이나 이타심에 기대는 것은 무리겠죠. 대가를 바라는 순간 봉사가 아닌 성매매가 되는 것이기 때문에 현실적인 제약이 있다고 볼 수 있겠네요.

이런 논쟁들과 현실에서의 변화들은 앞으로 계속될 거예요. 유연한 태도로 사회적 합의에 참여해 주세요. 그러나 그 과정에서 우리 당당합시다. 스스로 당당한 사람이어야 변화가 시작되었을 때 적극적으로 반응할 수 있어요. 업소에서 돈을 매개로 성매매를 하는 것, 직장에서 권한을 이용해 부하 직원을 성추행하는 것, 채팅이나 만남 앱에서 감정을 이용해 타인을 농락하는 것, N번방처럼 착취 행위를 유희로 인식하고 행동하는 것 모두 비판합시다. 그런 것들에 가담하지 맙시다.

상황에 떠밀렸든 본인이 원했든, 그런 경험을 한 사람이 되어버리면 돌이킬 수 없습니다. 내가 그렇게 행동했다는 사실을 남들은 모르더라도 본인은 알잖아요. 내가 나를 속일 수는 없어요. 평생 함께 살아갈 '나'라는 존재가 그 시점부터 그런 사람이 되어버리는 거예요. 성매매를 한 나 자신을 바라보는 눈과 세상을 향하는 나의 눈은 맑고 당당할 수 있을까요? 내 안의 양심을 무시하지 맙시다. 마음에 생긴 상처와 짐은 아무리 외면해도 언젠가 고개를 듭니다.

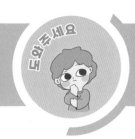
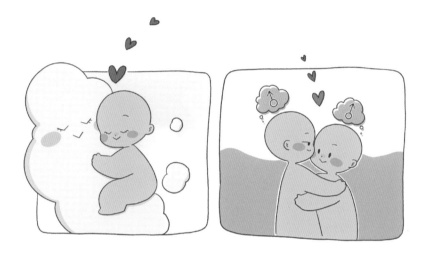

"웹툰을 항상 즐겨봅니다. 그러다 XX툰을 보게 됐어요. 낯설지만 뭔가 새로워서 좋더라고요. 어느 날은 성적인 주제가 한 번 나왔어요. 너무 낯설어서 이게 뭔가 싶었어요. 구름에 인격을 부여하고 그 구름과 성관계를 한다는 내용이었어요. 그 웹툰을 유튜브에서 검색하니까 밑에 동성애자 커플 채널이 뜨더라고요. 클릭해 봤는데, 진짜 남자랑 여자 같은데 둘 다 남자라고 하더라고요. 한 명은 여자보다 더 예뻤는데 어떻게 된 걸까요? 제가 문제인가요? 남자끼리 성관계하는 웹툰이 자꾸 생각나서 괴로워요. 여자가 좋은데, 왜 자꾸 이게 생각날까요? 저, 게이인 걸까요?"

본인이 겪은 상황과 고민은 쉽게 답하긴 어려워요. 실제로 특정 인터넷 커뮤니티들에서는 남성들(소년) 간의 사랑과 성적 행위를 다룬 콘텐츠들을 경쟁적으로 올리고 많은 이용자가 소비해 왔어요. 최근에 새로 생긴 이슈는 아니고, 오래전 고대 그리스 시대부터 존재해왔던 내용이에요. 국내에서는 20여 년간 아이돌 가수 중 남성 멤버들끼리 연애하는 스토리를 짜는 팬픽 문화가 형성되기도 했는데요. 최근에는 그 장르와 방향이 천차만별입니다. 그러다 보니 유튜브나 웹툰을 보다가 혹은 검색을 하다가 이런 콘텐츠를 접할 수 있어요.

성적인 정체성과 취향은 사람마다 달라요. 이 책에서 일반적인 설명을 할 때 여친 혹은 남친보다는 '애인'이라고 표현하는 이유예요. 사람에 따라서 본인의 성적 취향에 맞는 사람을 만날 때 정서적인 끌림과 육체적인 끌림을 각각 다른 성별의 사람에게 느끼기도 합니다. 정서적으로는 여성에게 안정감을 느끼고, 육체적으로는 남성에게 끌리는 식으로요. 본인의 성적 정체성도 남성성과 여성성이 다양하게 존재할 수 있어요. 사실 어찌 보면 당연한 거예요. 종이에 인쇄된 2D도 아니고 사람은 외형부터가 3차원이니까요. 그 안에 담겨 있는 무수한 감정들과 성향들은 하나의 면이 아닌 수만 가지의 면을 가진 도형일 수 있는 거죠.

우리는 모두 성적인 존재입니다. 동시에 사회적인 존재이기도 해요. 사회적인 존재로 살아간다면 타인에게 피해를 주지 않는 선을 추구해야겠지요. 동성애자를 비롯한 성 소수자가 나쁜 사람들인 건 아니에요. 다만 해당 집단에서 보이는 행동과 문화 중 판단이 필요한 이슈들이 있는 거예요. 이런 부분은 여러분이 알 필요가 있다고 생각해요.

퇴폐적인 장소에서 무분별한 성관계로 인해 확산한 성병 관련 이슈라든가, 성

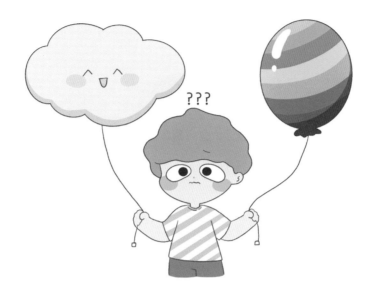

적 정체성이 자리 잡는 중인 청소년 대상 범죄 등은 비판적으로 바라볼 필요가 있습니다. 이는 꼭 동성애자를 비롯한 성 소수자뿐만 아니라 이성애자들도 같은 잣대로 판단해야 해요. 반면, 동성애자를 비롯한 성 소수자들이 사회적·문화적·성적 존재로서 존중받지 못하는 차별적 시선과 현실의 부당함도 분명히 있어요. 이를 개선하기 위한 노력도 반드시 필요합니다.

결론적으로 우리는 항상 유연한 태도로 있어야 한다고 생각해요. 본인 혼자 결론을 내리지 말고, 극단적인 방향으로 유도하여 성급한 결론을 내리는 의견도 무조건 따라서는 안 됩니다. 의심하면서 걸러내길 바랍니다. 일부 사람들이 말하는 '동성애자를 비롯한 성 소수자들은 모두 뇌 질환을 앓고 있고, 이성애자들과는 뇌 구조가 다르다더라', '사교성을 통한 집단의 역량 강화로 인간 종족의 생존을 위해 동성애자가 꼭 필요하다더라'라는 식의 표현은 위험할 수 있어요.

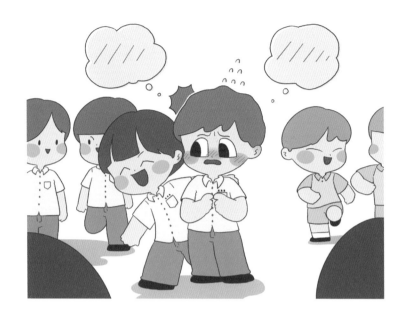

해당 주제에 대한 연구들이 진행되어 왔지만, 현시점에서 전면적으로 재검토를 하자는 학계 전문가들이 더 많아요. 아직 결론을 내리기는 힘들다는 뜻이죠.

우리가 접하는 콘텐츠나 정보 중에서 동성 간의 행위들을 묘사한 것들이 뇌리에 더 강하게 남는 것은 당연해요. 새롭게 접하게 된 장르고 그동안 보지 못했던 묘사들이잖아요. 라면도 새로운 맛이 나오면 기억에 많이 남는데 당연한 거죠. 게다가 남성 간의 성관계를 다룬 콘텐츠들을 보면 더 강하고 자극적으로 묘사해요. 그게 생각난다고 꼭 본인이 동성애자라고 결정할 필요는 없어요.

최근 중, 고등학생들 사이에서 동성애자가 아니면서 동성 간의 성적인 행위를 하는 경우가 늘고 있어요. 본인이 깊이 고민하고 느낀 바가 있어서 한 행동이라면 문제라고 말하기 어렵지만, 그 과정이 생략된 채 일부 집단의 유혹에 흔들린 거라면 걱정이에요. 일부 동성애자들이 공공 화장실에 구멍을 뚫어놓는다거나 모 SNS에 별도의 방을 개설해서 남성 중, 고등학생들에게 특정 성적 행위를 해주겠노라고 유혹해요. 어차피 얼굴을 안 보고 행위만 해줄 테니 성별 상관없이 나오라는 식입니다. 호기심에 갔다가 해당 행위를 한 사실을 본인의 지인에게 뿌리겠다고 협박당하는 결과로 이어져요. 종속관계 속에서 점점 주도권을 잃고, 자의보다는 타의에 의해서 성적인 영역을 강탈당하듯 본인의 정체성을 결정하게 됩니다.

동성애자와 동성 간의 성적 행위만 하는 것을 구분하고 스스로 판단해야 합니다. 본인이 새로운 자극에 대해 단순한 반응을 했던 것뿐인지, 아니면 본인의 성적 정체성과 취향이 맞는지 진지한 태도로 고민해 보길 바라요. 또 섣불리 결론 짓지 말고 앞으로의 시간을 열어두길 바랍니다. 우리에겐 내일이 또 있으니 급할 필요 없잖아요.

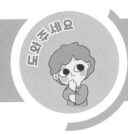

성적 취향과 정체성이
변할 수도 있나요?

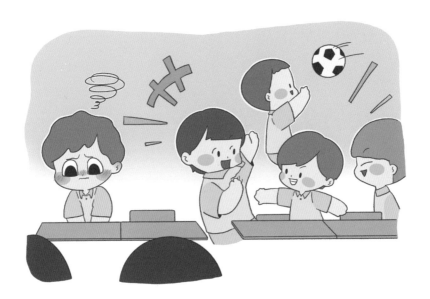

"저는 이번에 남자 고등학교에 가게 됐어요. 초반에는 편하고 재미도 있어서 좋았어요. 근데 이제는 편하지 않아요. 친구들이 조금 다르게 보이기 시작했거든요. 괜히 말을 더듬게 되고 성적인 상상을 하게 돼요. 중학교까지는 절대 이러지 않았어요. 전에 여자애랑 연애도 3번 해봤거든요. 지금도 예쁜 여자를 보면 설레서 쳐다봐요. 근데 동시에 남자애들한테도 비슷한 감정이 올라와요. 왜 이런 걸까요? 저는 양성애자인가요? 동성애자로 바뀌기도 하나요?"

갑자기 혼란스럽죠? 나에게 벌어지지 않을 것 같고 멀게 느껴지던 감정과 상황들을 마주치면 아주 당황스러워요. 이런 사례가 아주 많진 않지만, 생각보다 적지도 않아요. 지금 당장 맞다, 틀리다 혹은 좋다, 나쁘다를 생각하기 전에 천천히 결정하길 바라요. 환경이 급격히 바뀌거나 특정 자극이 자꾸 들어오면 평소에 하지 못하던 인지나 상상을 하게 될 수 있어요. 평소와 다른 생각들을 하게 될 수 있는 거죠. 흰색으로 도배된 방에 사람을 가둬 놓고 오랜 시간 두면 처음엔 아무 생각이 없다가 점차 이미지를 상상하고 스토리를 만들며 전혀 예상치 못한 방향으로 사고가 뻗쳐나갈 수 있는 것처럼요. 군대에서 휴가를 오랫동안 못 나오게 되어 실제 여성을 볼 수 없는 상황일 때, 군부대 근처 거주하시는 할머님들이 손주들과 놀고 있는 모습만 봐도 여성으로 보이고 설렌다고 농담처럼 말하는 경우도 있으니까요.

본인은 이성애자일 수도 있고, 동성애자일 수도 있고, 양성애자일 수도 있고, 그 외에 다른 성적 정체성이나 취향을 가졌을 수 있어요. 다만 지금 당장 결론 지을 수 없다는 점이 중요합니다. 본인이 3년 전에 가장 좋아하던 음식이 뭐였는지 기억하나요? 5년 전에 주로 신던 신발은요? 당시에는 확고했던 취향이더라도 지금은 아닐 수 있어요. 심지어 지금의 나라면 전혀 좋아할 수 없는 옷과 신발을 착용한 과거의 나를 볼 수도 있어요. 그만큼 우리의 취향과 정체성은 계속 변화해요. 그 변화 안에서 나의 성적 취향과 정체성을 찾아간다고 생각하면 좋겠습니다. 적어도 성인이 되고 2~3년간 시간을 보낼 때까지는 확정 짓지 않는 걸 추천해요. 연애도 하고, 다양한 자극을 겪고 본인의 욕구들을 살펴보면서 결정해 나가는 것이죠.

사소한 자극도 계속되면 취향이 될 수 있어요. 어떤 자극을 겪을 건지도 스스로 선택하는, 건강한 취향을 가지길 바라요. 타인에게 피해를 주지 않는 욕구인지 아닌지 고민하며 받아들인다면 스스로 당당한 성적 취향을 가질 수 있을 거예요. 본인이 좋다고 느끼는 방향을 생각하며 성적 가치를 기준으로 삼고, 가치에 맞는 취향을 가지려고 노력해 보길 바랍니다. 앞에서도 말했듯이 성적 가치관은 단번에 정립될 수는 없어요. 확신이 들었다가도 시간이 지나면 또 혼란이 오고 바뀔 수 있거든요. 나중에 바꾸게 되더라도 수용합시다. 쉽게 결론 내리지 말고, 그 과정을 천천히 신중하게 걸어가면 됩니다.

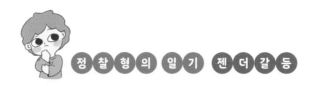

수놈, 암놈 불러가면서 정말 아무렇지 않았을까?

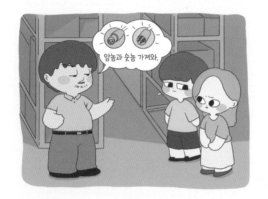

2010년 0월 0일. 20살의 대학생 1학년이었던 나는 영화 현장에서 많이 놀랐다. 여배우를 두고 여러 저급한 평가를 하던 일부 스태프들 때문이었다. 일을 배우러 갔더니 장비를 부르는 용어가 암놈과 수놈이라고 한다. 그걸 부르면서 가져오라고 시켰다. 나도 수치스럽고 내 옆의 여자 동기도 수치스러움을 느꼈다. 조교도 당황한 우리의 모습을 알고 있었지만, 괜스레 농담을 던졌다. 반응하지 못하고 굳었다. 일이 좋고 싫은 걸 떠나 그 안의 사람들이 싫어졌다. 그런 감정은 점점 경험이 많아질수록 더 심해졌다. 비슷한 일들이 반복되었기 때문이다.

2015년 0월 0일. 영화판에서 일하고 있는 후배와 만났다. 그 후배가 겪은 일을 털어놓았다. 촬영 특성상 남성 스태프와 여성 스태프가 몇 달 정도를 주기로 함께 생활하며 촬영이 진행되는데, 각 촬영 현장별로 애인이 있고, 그마저도 한 작품이 끝나면 쉽게 바뀐다고 한다. 후배 역시 그런 분위기에 휩쓸려 있다가 덜컥 임신하게 된 것이다. 어쩔 수 없이 낙태를 결정했는데, 정작 남성 스태프는 후배의 연락을 받지 않고, 촬영 현장이 달라져 만날 수도 없었다고 했다. 결국 후배 혼자서 병원에 갔고 비용도 부담했다. 몸과 마음에 남은 진한 후유증들을 후배 혼자서 감내해야 했다. 최악인 건 이런 모든 과정이 스태프들 사이에 소문이 났다는 것이다. 후배는 그 남자에 대한 원망과 트라우마가 인간에 대한 환멸로 이어진다고 했다.

2020년 ○월 ○일. 그래도 문제 제기가 일어났고 영화 분야의 어른들이 행동하기 시작했다. 한국영화성평등센터 '든든'을 설립해 여러 지원 사업을 한다. 사람답게 일하는 것은 물론, 성적인 고통 속에서 혼자 괴롭지 않도록 자구책을 마련하려고 노력한다. 2025년에는 지금까지의 일기와 다르게 쓰일 수 있을까? 이런 사건과 사고가 없을 수는 없겠지만, 지금처럼 피해자가 눈치를 보면서 처리하지 않아도 되는 문화가 되길 바란다. 당연히 피해자는 보호받고, 가해자는 처벌받아 피해자들이 당당하게 살아가는 사회 분위기가 되길 바란다.

서글펐다. 영화를 많이 좋아했기에 그 안에서 내 역할을 갖고 싶었다. 내가 위로를 받았던 것처럼 선한 영향력을 가진 좋은 작품을 만들고 싶었다. 지금도 서글프다. 적어도 나와 같은 이유로 꿈을 포기하는 사람이 나오지 않기를 바란다. 이 문제는 남성과 여성 이전에 사회적인 권력의 유무가 더 중요한 쟁점이라고 생각한다. 권력을 가진 자들이었기 때문에 부당한 행위를 해도 용인받았고, 하나를 해도 별 문제가 없다 보니까 둘, 셋… 계속된 것이다. 되니까 했던 거다. 남성들 전체가 문제라고 말하기보다는 기득권을 가진 남성들과 그 집단이 만들어온 문화의 저열함과 비열함을 비판하고 싶다. 명백한 가해자 집단들이 남성이라는 큰 범위 안에 숨는 것도 치사하며, 이런 비열함을 가지지 않은 남성들이 매도당하는 것은 앞으로 이런 실태를 개선하려는 노력과 동력을 잃게 할 수 있기 때문이다. 그래서 다음 세대의 남성들과 여성들은 사회적인 권력을 가지게 되더라도 같은 방식의 행동과 생각을 하지 않기를 바라는 마음이다.

우리, 적응하지 말자. 그들과 같아진다. 다행히 내가 속했던 곳에서는 이런 문제에 거부 의사를 명확히 표현하고 있어서 고무적이기도 하다. 각자가 속한 곳이 어디든, 지금 형성된 권력과 문화 안에서 한 존재가 다른 존재에게 성적으로 수치심을 주거나 함부로 대한다면 불편하다고 표현하자. 불편함에 적응하지 말고 표현하자. 불편하면서도 외면했던 것에 대해 이제는 말해도 된다. 아니 말해야 한다. 그 순간들이 쌓여서 당연하게 악용하는 권력자들이 생기고 성적인 존재인 나를 무너뜨리고자 시도할 수 있다.

마지막으로 권력을 가지고 성을 무너뜨려 온 당사자들에게 묻는다.

"당신들은 의지가 없는 겁니까? 의식이 없는 겁니까? 의지가 없다면 참으로 비겁하고, 의식이 없다면 아득히도 절망적입니다. 그동안 정말로 아무렇지도 않았습니까? 그렇게 함부로 상대방을 깔보고, 농담이라는 말로 상대를 무너뜨려도 상대가 참으니까 다 괜찮을 수 있을 것 같았습니까? 아닙니다. 과거에는 그랬을지 몰라도 지금과 앞으로는 아닙니다. 우리가 지켜보고 있습니다. 그리고 행동하고 있습니다. 당신이 당연하게 했던 말과 행동들에 대해 다른 누군가가 아닌, 바로 당신이 대가를 치르게 될 것입니다."

역설과 자가당착, 그 너머를 바라보다

대학 시절, 동기로 만난 여자애가 기억난다. 나는 SNS에 성 평등에 대한 메시지를 남기고, 강렬한 태도로 저항하는 그녀에게 감사한다. 10대 후반 시절, 나는 나혜석의 팬카페를 만든 적이 있다. 20세기 초반 여권 신장에 앞장서고 '이혼 선언문'을 작성해 당당하게 사회에 메시지를 던진 나혜석의 용기에 감동했기 때문이었다. 내 10대 시절과 감수성의 대부분이 어머니에게서 나왔다. 이혼한 뒤 혼자 나를 키워낸 어머니에게 감정을 이입했고 나와 동일시했다. 어머니가 사회로부터 받는 경제적, 사회적 압박을 절절히 느꼈다. 그런데도 행동은 조심스러웠다. 성적인 차별 자체 그리고 권력을 이용해 성을 유린하는 저열한 행태와 싸우기보다 도망쳤다. 회피했다. 외면했다. 비겁했다. '나는 같은 인간은 되지 말자' 정도로 나를 위로했다. 이 정도만 해도 괜찮은 인간이라고 스스로 만족했을지도 모른다.

고맙게도 내 동기는 그런 나에게 행동의 필요성을 알게 해주었다. 그런데 반면 우려스럽기도 하다. 너무나 급진적인 동기의 말과 행동에서 역설적인 모습이 만들어지고 있기 때문이다.

나는 두 가지를 기억하고 있다.

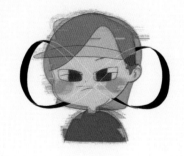

대학교 1학년 시절, 같은 과 동기인 20대 중반의 형이 있었다. 과제 때문에 촬영하던 중에 형은 상의를 벗어 노출하라는 요구를 했다. 앞서 말했던 여자 동기와의 촬영이었는데 과제 때문이었다곤 하지만 나는 그 상황이 너무 불편했다. 그런데 오히려 그녀는 일방적이었고, 타박하는 모습이었다. 당사자의 의사나 감정은 전혀 신경 쓰지 않은 채로 "이거 벗는 게 뭐 힘들다고"라고 말했다. 촬영 공간 또한 다른 사람들에게 오픈된 헬스장이었다.

그녀는 나와 동아리 작품을 함께 촬영했다. 같은 부서 안에서 나는 상대적으로 하급자, 그녀는 상급자였다. 그녀는 촬영 내내 고집스러운 모습을 보였다. 모두가 불편해하는데도 본인의 화나 짜증을 그대로 표현했다. 또 자신의 실수에 대해선 사과 한마디 없이 넘어가곤 했다. 평소와 다르게 상급자의 권위 의식에 젖은 폭력적인 태도였다. 비슷하다고 느꼈다. 오버랩되었다. 영화 현장에서 자신의 권력을 가지고 성적인 희롱과 폭력을 저지르던 30대 남성 스태프와 말이다. 성 평등을 주장하던 그녀가 작은 권력을 잡았을 때 어떤 모습을 보였나 다시금 떠올리게 되었다.

아이러니하다. 역설적이다. 성과 권력이 결합해 발생하는 폐해에 강렬하게 저항하는 그녀는 과거의 본인과 얼마나 다른가. 요즘의 현장에서도 같은 씁쓸함을 느낀다. 연차가 있는 여성 스태프가 자신보다 권력이 낮은 남성 청소년 배우를 성적으로 희롱하는 것을 보았다. 캐스팅 전 미팅차 만난 자리에서 10대 후반 남성 배우에게 성적인 농담을 마구 던졌다. 어려서 경험이 없겠다는 둥 몸을 확인해 보고 싶다는 둥 말이다.

선택적 분노를 가지지 말자. 나는 그래도 괜찮다는 태도와 사회는 바뀌어야 한다는 말을 병행하는 것은 앞뒤가 맞지 않다. 우리가 각자 깨어 있어야 우리를 포함한 집단과 사회가 바뀐다. 성별과 권력의 유무 이전에 '나'의 행동과 인식부터 돌이켜 보자. 화를 밖으로 표출하기 전에 자신의 내면을 들여다보자.

차이를 인정하고 나아가 기뻐하자

복수는 사라지는 걸까? 복수는 또 다른 복수를 만들어왔다. 복수심이라는 감정은 어느 한 곳에 강력하게 작용하면 또 다른 반작용을 낳고 점차 증폭된다. 여혐, 남혐을 비롯한 젠더 갈등의 핵심은 커뮤니티와 감정이라고 생각한다. 현재 커뮤니티를 위시한 성별 간 복수심 내지는 분노와 같은 감정은 무시할 수 없는 지경에 이르렀다. 서로 약점을 찾고 비난하고 힐난하는 양상이다. 사례는 반복되고 서로의 역설을 지적하기에 이르러 합의점보다는 대척점으로 나아가는 듯 보인다.

일선 학교와 다음 세대에서도 보인다. 초등학교, 중학교, 고등학교 모두에서 나타난다. 초등학교 때 이미 젠더 갈등은 정점을 찍는다. "여자애들이 더 때려요. 뭉쳐 다녀요. 저만 나쁜 놈 됐어요."라든가 "여자 선생님들이 많아서 다 여자 편이에요. 학교 수업 때도 맨날 남자만 가해자라고 하고 잠재적인 가해자로 몰아가요."라는 남자아이들의 아우성을 자주 목격할 수 있다. "남자애들은 생각이 없어요. 함부로 말하고 행동해요. 장난이 심해요."라는 여자아이들의 아우성 또한 마주할 수 있다.

잠복기처럼 보인다. 서로에게 상처를 주고 아물지 않은 채 덧난다. 복수심, 분노, 억울함이 차곡차곡 쌓여 확장된다. 초, 중, 고 남학생과 여학생 모두 정도와 표현 방식은 다르지만, 서로 억울하고 상처받았다고 주장하고 있다. 그 표현 과정에서 또다시 서로 상처와 억울함을 주고받는다. 악순환이다.

문제가 있고, 해결해 나가야 하는 건 맞다. 그러나 그 책임의 소재를 잘못 잡고 있다는 생각이다. 정치적으로 이용당한다는 인상도 지울 수 없다. 성별 구도가 아닌 사회적 계급의 문제로 보길 바란다. 프레임을 넓혀 보자. 사람과 사람끼리 싸울 게 아니라 구조와 환경과 싸워야 한다. 지역감정 조장으로 인한 다툼처럼 소모적인 방향과 시행착오를 반복하는 세대가 되지 말자. 경제적으로 가진 자와 못 가진 자, 그리고 권력적으로 가진 자와 못 가진 자로 구분하자. 그 과정에서 성이 유린당하거나 착취당하는 행태에 대해서 비난하자. 성별이 아닌 돈과 권력을 기준 삼아서 말이다.

평등보다는 '형평'에 집중하기를 바라는 마음이다. 차이를 인정하자는 말? 당연하다. 그러나 한 가지 더 말하고 싶다. 차이를 기뻐하자. 개인과 성별이 가져다주는 고유한 차이가 있다는 것 자체는 기쁜 일이다. 권력과 돈을 이용해 만든 차별이 아닌, 다름 그 자체를 기뻐할 수 있으면 좋겠다. 그렇게 온전하게 차이를 인정하고, 나아가 기뻐하기 위해서 우리는 노력해야 한다. 우리 모두 불편함을 당연하지 않게 받아들이자. 개선하기 위해 의견을 내고 행동을 바꾸어 새로운 문화를 만들어 나가자. 그리고 우리 모두 편안함에 이르자.

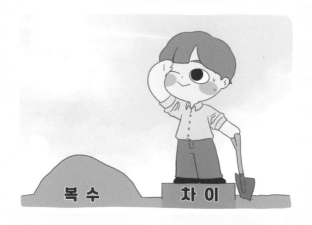

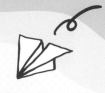

5장

연애와 성관계, 책임이
따른다는 걸 명심해!

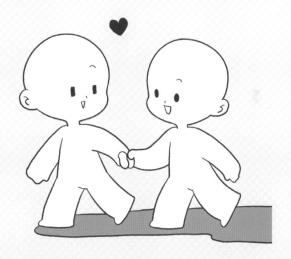

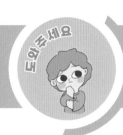

연애는 꼭 해야 하나요?

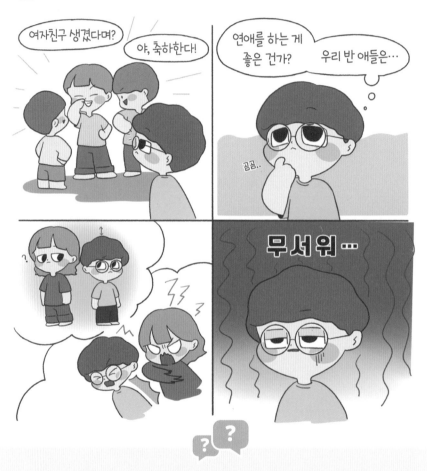

"사촌형들이랑 오랜만에 만났는데 애인이 생긴 형이 있더라고요. 분명 작년까지는 '여자애들 다 극혐!'이라고 했는데 말이죠. 애인 사진을 보여주는데 평소에 싫다고 얘기하던 누나인 거예요. 어이가 없기도 하고 신기하기도 하고… 연애

한다고 하니까 주변에서도 "오~ 모쏠 탈출이네!", "애인한테 잘해줘라, 부럽다." 라는 반응이더라고요. 이런 분위기를 보니까 저도 연애를 해야 하나 싶어요. 근데 학교 여자애들 생각해 보면 연애할 애가 없는 거 같아요. 너무 세요. 여러 명 몰려 다니고 등짝도 엄청 때려요. 저보다 키 큰 애들도 많아서 힘들어요. 연애라는 거 꼭 해야 하나요? 연애하려면 고백이란 걸 해야 한다면서요? 형들이 '장고'라고 하기도 하고 '대리 고백' 라는 것도 있던데 그게 뭔가요?"

일단 연애는 꼭 하지 않아도 돼요. 해도 되고, 안 해도 돼요. 주변에서 한다고 하니까 으레 해야 하나 싶을 수 있는데 안 해도 됩니다. 본인 마음에 내키거나 관심이 생길 때 하면 되는 거예요!

연애하면서 사랑하는 마음이 생기고, 배려하고, 잘해주며 두근거리는 경험은 본인을 굉장히 입체적인 사람으로 성장시켜요. 하지만 처음부터 잘할 수 없기 때문에 시행착오를 거칠 수 있는데, 그때 마음에 상처를 입거나 힘든 시간을 보내기도 해요. 장단점이 다 있어요. 그러니까 무엇보다 본인의 의지가 중요해요. 본인이 원했던 것이라면 이런 과정과 장단점 모두 느껴볼 가치가 있는 것이고, 남들에 떠밀려서 하는 것이라면 매 순간이 괴롭고 억울할 테니까요.

연애할 때는 본인의 감정을 상대방에게 표현하는 '고백'을 하게 돼요. 사귀고 싶어서 제안하는 과정이기도 하죠. 서로를 '애인'이라고 표현하는 특별한 관계를 맺기 위해서는 시작점이 필요한데, 어느 한쪽에서 고백하는 시점이 바로 시작점이 되는 거죠. 보통은 "나, 너 좋아한다. 사귀자." 등의 말을 통해 상대방에게 진심을 표현해요. "언제부터 좋아했고, 너의 이런 면이 좋다. 앞으로 이런 시간을 보내고 싶다."와 같이 풀어서 말하는 경우도 있죠.

요즘의 연애와 고백 문화를 보면 대면 고백보다는 비대면 고백이 더 많아요. 코로나 19 이전 시대에도 이런 문화는 조금씩 생기고 있었어요. 카카오톡, 페이스북 메시지 등 SNS를 이용하거나 문자나 통화 같은 수단을 통해서 고백을 많이 하죠. 창피함을 참지 못하거나 거절에 대한 두려움이 있어서 그래요. 직접 마주한 채로 고백했다가 거절당하면 거절에 대한 리액션을 곧바로 해야 하고, 그 공간에서의 시간을 오롯이 내가 감당해야 하잖아요. 그런데 비대면 고백을 하면 곧바로 리액션하지 않아도 되고(한참 뒤에 답장하거나 답장을 안 해도 되고) "이 문자 고백은 장난이었다."라든가 "옆에 있는 동생이나 친구가 나 화장실 간 사이에 장난으로 친 내용이다."라며 빠져나가기 쉽거든요. 그래서 이런 문화를 '장난 고백' 혹은 '대리 고백'이라고 해서 '장고'나 '대리 고백'으로 칭하고 있어요. 이런 맥락에서 심지어 만우절은 고백하는 날로 인식되기도 하죠.

존중하고 싶어요. 심지어 현명한 면도 있다고 생각해요. 새로운 시도이기도 하고, 실제로 흑역사나 이불킥을 할 에피소드를 만들지 않아서 좋은 점이 있죠. 개인적으로 아쉬운 점은 고백 메시지를 입력할 때의 내 표정을 상대방이 모른다는 거예요. 본인이 장난인지, 진심인지, 익살스러운 표정인지, 두근거려서 긴장한 표정인지요. 그러다 보면 본인이 진심으로 좋아하는 마음을 표현하더라도 상대방에게 그 감정이 전달되지 못한다는 단점이 있어요.

그렇다고 대면 고백이 늘 좋은 것은 아니에요. 특히 당당하게 고백하겠다고 운동장이나 복도처럼 많은 사람이 있는 곳에서 고백하지 않으면 좋겠어요. 꼬리표처럼 계속해서 본인을 따라다닐 수 있어요. 소문도 안 좋게 날 수 있고, 본인 행동 하나하나에 의미 부여를 할 수 있어요. 굉장히 피곤해져요. 그래서 공개 연애보다는 둘만 아는 연애를 조금 더 추천하고 싶어요.

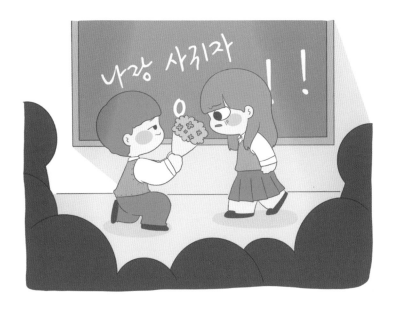

　이런 경우도 있었어요. 짝사랑하던 사람과 어느 날 눈이 두 번 마주쳤다고 고백했다는 거예요. 이런 고백도 좋지 않아요. '눈이 두 번이나 마주쳤다는 건 그 사람도 나를 좋아하는 거 아닌가?'라는 오해를 많이 하는데요. 고장 난 시계도 하루에 두 번은 맞는다는 점을 기억하세요. 물론 진심으로 나를 좋아해서 쳐다보고 신경 쓰는 경우도 있죠. 그런데 잠깐 눈이 마주쳤다고 나를 좋아한다고 해석하는 건 과잉 해석이에요. 실패 확률이 높으니까 몇 번 참고 다른 징후를 찾은 다음 상대방도 본인에게 마음이 있는지 확인합시다.

　첫 시작부터 꽃 20송이 사주면서 고백하는 것도 하지 말았으면 좋겠어요. 실패할지도 몰라요. 실패한다면 나는 그 꽃을 들고 다시 집까지 가야 해요. 성공한다고 해도 그 친구가 꽃을 좋아할지 싫어할지 모르잖아요. 꽃은 좋아해도 그렇게 많은 양의 꽃은 싫어할지도 몰라요. 무엇보다 그렇게 받은 꽃을 집으로 들고 가기가 쉽지 않아요. "내 남친이 이 꽃 사줬어."라고 부모님에게 말하는 게 쉽지 않으니까요. 그러다 보면 보통 사진만 찍어두고 꽃은 처리해야 하는데, 그냥 버리면 안 돼요. 꽃은 일반 쓰레기라서 종량제 봉투를 사서 담아 버려야 하거든요. 여러모로 참 번거로워요.

그렇다면 '다시 문자나 SNS를 통한 고백으로 돌아와야 하는가?'라고 고민할 수 있는데, 여기에도 위험 요소가 있어요. 단톡방에서 고백하지 마세요. 복도나 운동장에서 고백한 거 이상으로 소문이 나고 왜곡되기도 해요. 다른 친구들이 그 대화 내용을 캡처하면 언제까지고 따라다닐 거예요. 어디까지 퍼질지 알 수 없죠. 고백을 주고받는 당사자들 사이에서는 큰 문제가 없더라도 부모님들끼리 갈등을 겪기도 해요. 사귀지도 않았는데 혹은 사귀자고 한 다음 한 번 만난 적도 없는데 이러는 경우가 요즘 적지 않아요.

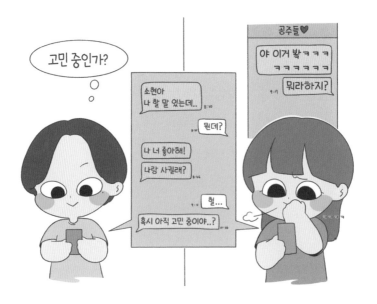

중요한 게 또 있어요. 고백하거나 고백받을 때 주고받은 대화 내역과 사귀는 중 주고받았던 대화 내역은 지우지 마세요. 헤어진 다음에도 지우지 마세요. 요즘 발생하는 사례 중 이별 후 전 애인을 험담하는 경우가 많거든요. 고백했다가 거절당했다는 민망함을 덮기 위해서 혹은 이별의 책임을 상대방에게 돌리기 위해서 상대방을 험담하는 거죠. 심지어 전 애인을 성추행범이나 성폭행범으로 몰아가는 경우도 있어요.

"내가 차인 게 아니라 찬 거야. 왜냐하면 그 전 애인이 내 어깨를 강제로 만지고 엉덩이에 손을 댔단 말이야.", "이거 봐. 얘가 맨날 나 좋다고 하고 만나자고 했잖아. 적극적이었잖아. 이렇게 나한테 적극적으로 하다가 스킨십을 시도한 거라니까? 나 당했어. 피해자야." 이런 식으로 말이죠. 가해자로 지목당한 친구가 별다른 반박을 하지 못하는 경우가 많아요. 강제로 성추행하거나 성폭행한 사실이 없는데도 반박에 어려움을 겪어요. 강제로 했다는 증거도 딱히 없지만, 강제로 안 했다는 증거도 없으니까요.

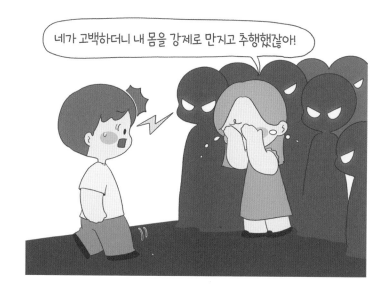

여기서 판가름할 수 있는 요소가 대화 내역이에요. 그래서 본인도 대화 내역을 가지고 있는 게 좋아요. 그래야 안전해요. 대화 내역을 다 지워버리면 상대방이 자신에게 유리하도록 편집한 대화 내역을 제시해도 반박하기가 어려우니까요. 이런 걸 알려 줘야 하는 시대라서 씁쓸해요. 그런데 어쩔 수 없는 부분도 있네요. 건투를 빌어요.

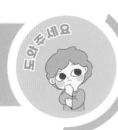

연애 경험이 많아야 친구들에게 인정받는 걸까요?

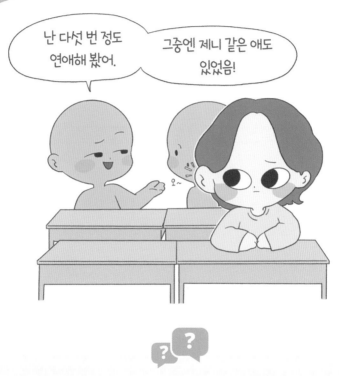

난 다섯 번 정도 연애해 봤어.

그중엔 제니 같은 애도 있었음!

"학원에서 친해진 애들이 있어요. 그중 몇 명이 서로 연애 횟수를 말하면서 자랑해요. 누구랑 몇 번 사귀어 봤고 고백도 몇 번 받았다면서, 마치 본인이 선택을 해줬단 것처럼 말하더라고요. 저는 딱히 관심도 없고, 남자애들이랑 노는 게 더 좋아서 그런 경험이 많지 않거든요. 고백 편지를 받긴 했는데 어떻게 해야 할지 몰라서 넘어갔어요. 혹시 제가 평균에 비해 많이 모자르고 느린가요? 저를 패배자처럼 몰아가는 분위기가 불편해요. 이러다 누군가 저한테 고백을 하면 싫어도 사귀어야 하나 싶어요."

그 친구들이 착각하고 있네요. 그 친구들은 본인이 한 연애 횟수나 연애 상대의 수준으로 본인의 수준이 높아진 것처럼 으스대는군요. 연애 횟수가 많고 연애 상대의 수준이 높다고 해서 본인 수준이 올라가지는 않아요. 흔히 '라떼는 말이야~' 투의 말을 하는 사람을 고인 물, 썩은 물, 꼰대라고 비꼬는 것 아시죠? 과거의 영광에 취해 있거나 주변의 성공담을 마치 자신의 성공담인 것처럼 떠벌리는 사람의 실상은 볼품없다는 걸 우리는 알잖아요. 크게 리액션하지 않아도 돼요. 리액션해 주면 본인에 대한 좋은 평가 혹은 보상으로 인식해서 더 과장하는 모습을 보이거든요. 자신을 인정하는 자존감이 약하다 보니 밖에서 인정받고 관심받고자 자존심을 내세우는 꼴인 거죠. 안타깝지만 크게 신경 쓰지 않는 편이 좋습니다.

상대방이 진심으로 고백한 문자 등을 캡처해서 뿌리거나 과거 연애했던 내용을 떠벌리는 사람들이 아직도 꽤 있긴 합니다. 참, 멋없습니다. 그렇게 말하고 다니면 현재의 본인에서 뭐가 더 나아지는 게 있을까요? 바뀌는 건 아무것도 없어요. 자극적으로 내뱉는 말들에 주변 사람들의 리액션이 좋을진 몰라도 주변 사람들이 속으로는 그 사람을 좋게 평가하지는 않아요. 그런 뒷말과 과장하는 말을 하는 순간 본인은 '험담하고 다니는 사람'이 되어버리는 거죠. 딱 그 정도 사람이 되는 거예요. 점점 외로워지고 별 볼 일 없는 존재가 되어갈 거예요. 진심을 건넸던 상대방을 비아냥거리며 표현한다면 지금 이 순간을 함께하는 나조차도 언젠가 조롱의 대상이 될 수 있다고 누구나 느낄 테니까요.

우리는 그러지 맙시다. 진심으로 모든 순간에 임하고, 마음을 다해준 상대방을 존중하고 지켜줍시다. 그래야 본인의 가치도 올라가고, 본인 또한 언제나 존

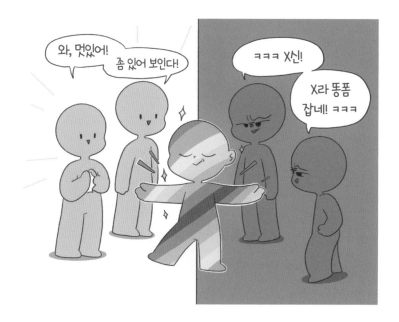

중받고 사랑받을 테니까요. 진심이 아닌데 사귀거나 '애인 있음'을 자랑하고자 상대의 고백을 받는다면 그것은 더 이상 배려가 아닌 게 됩니다. 상대방에게 맞추려는 배려 있는 태도와 어쩔 수 없이 끌려가는 관계는 확연히 다릅니다.

타인에게 등 떠밀려 연애를 시작하는 것과 내 연애인데 남들에게 끌려다니는 것, 참 자존심 상하는 일이에요. 내 멋대로 하겠다고 자존심 부리라는 뜻은 아니에요. 과연 내가 원했던 것인지 스스로 질문을 던지고 판단하는 과정이 있어야 해요. 이 과정 없이 무작정 주어진 대로 혹은 상대가 표현하는 대로 맞춰 행동하는 건 진정한 공감이나 교감이 아니에요. 스스로 행복하다고 느끼고, 상대를 위하는 마음을 가져야만 진심이 오가는 연애가 가능해요. 연애를 할 때는 꼭 자신의 자존감을 챙기고 위하는 방향으로 행동하면 좋겠습니다.

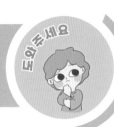

고백을 거절해도 친구가 상처받지 않을까요?

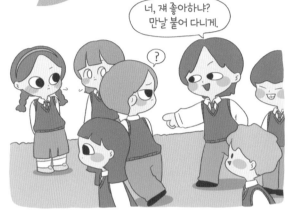

너, 쟤 좋아하냐?
만날 붙어 다니게.

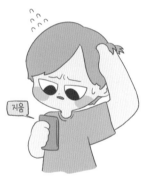

저울

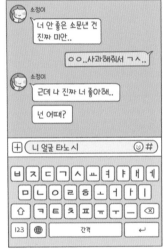

소정이
너 안 좋은 소문낸 건
진짜 미안..

○○..사과해줘서 ㄱㅅ..

소정이
근데 나 진짜 너 좋아해..

넌 어때?

니 얼굴 타노시

"저는 연애에 관심이 없어요. 남자건 여자건 그냥 다 친구예요. 근데 요새 오해를 사고 있어서 힘들어요. 제가 두루두루 친하게 지내는 편이라 친한 여자애들이 몇 명 있는데, 그중 2명이 절 좋아했다고 하더라고요. 서로 불편하기도 하고 질투도 했대요. 저는 잘 모르니까 그냥 평소처럼 대했어요. 그렇게 시간이 지나도 제가 반응이 없으니까 그 둘이 저에 대해 나쁘게 얘기하더라고요. 제가 걔네 마음을 알면서 모른 척했다거나, 둘 사이에서 바람을 피웠다고요. 최근에는 둘 중 한 명이 개인 톡으로 소문에 대해서 사과하면서 아직도 절 좋아한대요. 저는 그 친구와 연애하고 싶지 않지만, 거절하면 그 친구가 상처를 받을까 봐 걱정도 되고, 소문이 이상하게 날까 봐 두렵기도 해요. 어떻게 해야 하나요?"

흔히들 부러워하는 인생의 경험을 하고 계시네요. 남들이 보기에는 인기도 많은데 뭐가 불만이냐고 할 수 있겠지만, 이러지도 저러지도 못하는 상황에서 얼마나 곤란하겠어요. 본인이 상대방을 잘 배려하고 상황을 종합적으로 돌아보는 것을 보니 왜 친구들에게 호감을 사는지 알 것 같아요.

거절하는 것, 굉장히 중요합니다. 본인을 위해서도 필요하고 상대방의 진심을 배려하는 것이기도 하니까요. 싫고 불편하면서 억지로 관계를 이어나간다면 나중에 더 힘들 수 있어요. 사실 거절은 수용보다 더 '잘'해야 합니다. 수용하는 것은 긍정적인 리액션이기 때문에 웬만해서 상대에게 상처를 주지 않아요. 그러나 거절은 부정적인 리액션이기 때문에 자칫하면 상대방에게 상처를 주거나 관계를 잃게 될 수 있어요.

그런데 거절하는 방법에 대해서는 배워본 적이 거의 없을 거예요. 특히 연애에 있어서 거절하는 방법이요. 많은 친구가 거절의 방법을 잘 모르다 보니 다소 거칠게 반응하기도 해요. 거절의 무게와 상처를 모르는 경우에 "너, XXX 닮아서 싫어!"라든가 "내가 미쳤어? 너랑 왜 사귐?"과 같은 말로 외모를 비하하고 성적인 수치심이나 자존심에 상처를 주는 경우가 많아요. 특히 외모를 언급하거나 무시하는 듯한 발언은 법적인 처벌(성희롱, 성추행, 모바일 성폭력, 모욕, 명예훼손 등)도 가능해요. 하지만 처벌 이전에 사람 대 사람의 관계가 무너져요. 상대방이 감정적으로 큰 상처를 받게 되니 지양해야 합니다.

이런 고민을 하는 친구라면 나름대로 신중하게 거절하려고 고민하고 있을 거예요. 그런데 고민한 것에 비해서 본인 입에서 나가는 말들은 친절하지 못하고 애매모호하거나 문장이 짧을 가능성이 높아요. 이런 상황 자체가 어색하기 때문에 본인부터 당황한 상태라 그럴 거예요. 그런 상황에서 어떻게 상대를 배려하는 친절한 말들을 할 수 있겠어요. 내가 이런 말을 해본 적도, 들어본 적도 없기 때문에 어떤 식으로 표현해야 할지 감이 잘 안 올 거예요. 어떤 단어를 사용해야 할지 모르니까 단답형이거나 짧은 문장으로 표현하게 돼요. 당연해요. 이해합니다.

제가 추천하는 거절법은 '비폭력 대화법'이에요. 흔히 '나 대화법' 혹은 '1인칭 대화법' 그리고 'I MESSAGE'라고 불리는 방법이에요. 이 방법의 주요 포인트는 주어를 바꾸는 거예요. '너'가 아니라 '나'로 시작하는 문장들을 써 봅시다. 예를 들어, "너, 싫어", "너랑 연애 안 해.", "네 얼굴 XXX 캐릭터 닮음."이 아니라 "나, 요새 학원이 많아서 힘들어.", "나는 연애하다가 부모님께 걸리면 혼나.", "나는 아직 연애할 마음이 없어.", "나는 친구로 지내는 게 더 좋아.", "나는 전처럼 친구로 잘 지내고 싶어." 같은 식으로 말이죠. 어때요? 거절하는 직접적인 단어가 없지만 자연스럽게 거절의 의미가 전달되지 않나요?

주어를 '너'라고 하는 순간 문장은 다소 강력해져요. 명령에 가까운 느낌이 들고 긴장도가 올라가죠. 본인이 혼자 생각으로 '나, 오늘 뭐 먹지? 공부 뭐하지?'

라고 하는 것보다 부모님이 '너, 오늘 뭐 먹을 거야? 무슨 공부 할 거야?'라고 말하면 더 강렬하게 다가오잖아요. '너'로 시작하는 문장이 직접적인 메시지 전달이기는 하지만, 감정적으로 배려해야 할 때는 적합하지 않아요.

자신의 감정을 일기 쓰듯이, 혼잣말하듯이 표현하세요. 설명하거나 통보하는 게 아니라 자연스레 느껴지도록 하는 거예요. 듣는 사람이 부담스럽지 않고 스스로 판단할 시간과 여유를 주는 거죠. "나는 그런 표현을 들어서 당황했고 놀랐어. 한 번도 생각해 보지 못했던 것 같아.", "나는 너의 감정을 완전히 이해하지 못하는 것 같아. 나조차 나를 잘 모르겠어. 아직 아닌 것 같아."와 같이 표현하면 돼요.

조금 더 본인의 뜻을 오해 없이 잘 전달하려면 명사, 동사, 숫자보다 '형용사, 부사'의 사용을 늘려주세요. "나는 이런 말을 너에게 하게 돼서 굉장히 슬퍼. 너라는 사람이 싫은 것이 아니라 친구로 더 잘 지내고 싶은 마음이 커." 이런 식으로요. 그래야 맥락이 잘 전달이 되고 본인의 감정을 상대방이 비교적 쉽게 느낄 수 있어요.

앞으로도 이런 상황이 많이 생길 수 있어요. 거절은 나쁜 게 아니에요. 모든 걸 수용할 수 없으니 거절도 필요해요. 거절을 투박한 방식으로 해서 사람도 잃고, 감정도 잃게 되는 안타까운 상황은 피하면 좋겠어요. 거절만 잘해도 매우 많은 부분이 편안함에 이를 거예요. 자신만의 거절 방법을 잘 찾아나가길 기대할게요.

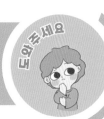

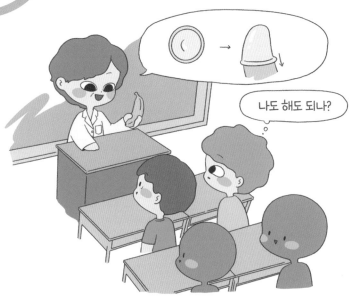

나도 해도 되나?

"오늘 가정 수업 시간에 피임법에 대해서 배웠어요. 선생님이 바나나랑 콘돔을 들고 오셔서 실습도 했어요. 처음에는 부담스러웠는데, 점점 과학 실험 같고 재밌더라고요. 콘돔의 기능도 배웠는데, 수업을 다 듣고 나서 생각해 보니까 콘돔을 사용하면 저도 성관계를 할 수 있는 거 아닌가 싶었어요. 콘돔을 쓰면 성병도 예방되고, 임신도 안 되는 거잖아요. 조선시대에는 10대 초반에 결혼해서 애도 낳던데, 저도 가능한 거 아니에요? 어떤 래퍼는 중3 전에 성관계를 해봤다고 페북에 자랑하더라고요. 친구들이랑 이 주제에 대해서 얘기도 나눠봤는데, 학원에는 자기들은 성관계 해봤다고 자랑하는 형들도 있대요."

잘 모르면 용감하다고 하죠? 기준 없이 용감하기만 하면 위험해요. 게임할 때도 팀원 중 한 명이 대책 없이 적진을 향해 돌진한다면 우리 팀은 곤경에 빠지잖아요. 마찬가지로 성에 대해 잘 모르는 상태에서 용감하기만 하면 크나큰 곤경에 처하고 말 거예요.

수많은 나라가 성인과 성관계 동의 가능 연령 미만인 사람의 성관계를 범죄로 보고 있어요. 담배와 술도 구매 가능 연령이 있듯이 성관계도 동의 가능 연령이 있는데, 나라마다 '성관계 동의 가능 연령'이 달라요. 우리나라에서는 기존에 만 13세 미만인 자에 대해서만 이 죄가 성립했었어요. 옆 나라 일본과 같은 나이였죠. 그러나 2020년 N번방 사건 등을 계기로 대한민국 국회는 미성년자 의제[1] 강간[2] 기준 연령을 16세로 높이는 법안을 2020년 4월 29일 통과시켰고, 해당 개정 법률은 2020년 5월 19일 공포되었어요.

말이 조금 어렵죠? '미성년자 의제 강간'이라는 말은 처음 들어볼 거예요. 이 법에서는 '만 16세 미만의 사람을 간음하거나 추행함으로써 성립하는 범죄이다. 만 16세 미만의 방해 없는 성적 발전을 보호법익으로 한다. 만 16세 미만인 사람에 대하여는 간음(성교) 또는 추행(유사성 행위)에 대한 동의능력을 인정하지 아니하여 강간죄, 유사 강간죄 또는 강제추행죄의 예에 의하여 처벌하는 것이다. 또한 범할 목적으로 예비 또는 음모한 사람도 3년 이하의 징역에 처한다.'라고 규정하고 있어요. 정리하면 만 16세 미만인 사람에게는 당사자의 동의를 구했더라도 성적인 행동을 했거나 하려고 준비하기만 해도 처벌된다는 뜻이에요.

---

1 의제 : 본질은 같지 않지만 법률에서 다룰 때는 동일한 것으로 처리하여 동일한 효과를 주는 일. 민법에서 실종 선고를 받은 사람을 사망한 것으로 보는 따위이다. [네이버 어학사전]
2 의제 강간 : 강간과 동일하게 간주되는 성행위. 상대방의 동의 여부와 관계없이 만 16세 미만의 아동과 성행위를 할 경우에는 형사 처벌 대상이 된다.

법이 이렇게 강하게 개정된 부분도 중요하지만, 법을 처리하는 사람들의 법 감정과 해당 사안에 기대하는 국민적 정서가 어느 때보다 단호해요. 그렇기 때문에 미성년자와의 성행위는 법에서 허락한 최대치로 처벌받을 수 있어요. 학교에서 콘돔 등 피임법을 교육하는 이유는 '당장 내일 성관계를 해도 된다'는 게 아니라 위생이나 질병 예방, 원치 않는 임신 예방법 등을 미리 알려주기 위해서입니다. 초등학교 때 안전한 교통 신호 사용법을 교육하지만, 그렇다고 초등학생에게 운전하라는 뜻은 아니잖아요.

이러한 성적 동의와 관련된 법률은 청소년들의 '성적 자기 결정권'을 보호해주기 위해서 적용된다고 보는 게 좋습니다. 실제 사례로, 돈을 지불하고 가출 청소년의 성을 사고파는 행위가 발생했어요. 해당 범죄를 '원조교제'라고 하는데, 적발되었을 때 돈을 준 사람과 해당 청소년이 '저희, 서로 사랑하는데요?'라며 회피하는 경우들이 있었어요. 진심으로 그 두 사람이 사랑한 걸까요? 가출해서 사회적, 심리적, 경제적으로 연약한 상태인 청소년의 성을 돈으로 지배하는 구조일 뿐이에요. 이건 관용적으로 허용할 수 없는 사안이에요. 아직 정신적, 육체적으로 보호받아야 마땅한 피해자와 피해자의 부모는 이로 인해 큰 충격과 심리적 고통을 받아요. 피해자의 건전한 성적 가치관과 정체성에도 악영향을 주지요.

이 부분은 우리의 성적인 충동과 욕구를 자제시키려는 목적이 아니에요. 앞에서 말했듯 성적 동의에 관한 권리를 지켜주기 위한 것이죠. 그 의미를 잘 이해하기 바랍니다. 스마트폰을 4살짜리 아이에게 던져주고 알아서 조심히 쓰라고 했을 때, 아이가 애플스토어 혹은 구글스토어에서 무심코 유료 결제를 한다면 괜찮은 걸까요? 위험성이 있겠죠. 법에서 만든 최소한의 선은 문화적, 사회적 결과들을 반영한 내용이에요.

‡ 여러 가지 피임법

성관계를 해봤다고 자랑하는 래퍼와 학원 형들은 확률에 목숨 건 자들이에요. 조사기관과 통계기관에 따라 각기 다른 피임 성공률을 보이지만 대략적으로는 이렇습니다.

'콘돔'은 남성의 성기에 라텍스나 고무 등의 튜브를 끼우는 방법입니다. 피임 성공률이 82~98% 정도예요. '경구피임약'은 정자가 자궁 내로 이동하는 것을 막는 호르몬제인데, 여성이 28일을 주기로 복용해야 합니다. 91~99% 정도의 피임 성공률을 보이죠. '질외사정법'은 여성의 질이 아닌 곳에 사정하는 방법을 뜻

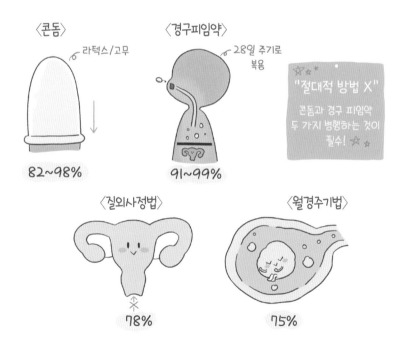

하며 78% 정도의 피임 성공률을 보이고요. 하지만 사정을 조절하는 데 있어서 사람마다 상황적 조건이 달라질 수 있기 때문에 일반화하기 어려운 방법이에요. '월경주기법'은 배란일 기간을 피해서 성관계하는 방법인데, 75% 정도의 피임 성공률을 보이지만 주기법 계산에 오차가 생기거나 돌발 배란 등이 일어날 경우엔 피임 효과를 보기 어렵겠죠. 이것들 외에도 여러 가지 피임 방법이 있지만, 일상에서 쉽게 적용 가능한 방법들 위주로 설명해 보았어요.

어떤 방법을 사용하더라도 임신 가능성이 0%가 아니라는 걸 알겠죠? 내 인생을 도박에 걸지 마세요. 본인이 책임질 수 없는 상황에서 0%가 아닌 확률에 본인 인생과 새로운 생명을 걸지 마시길 바라요. 무모함은 때로 용서받지 못해요. 그 피해는 고스란히 자신에게 돌아옵니다.

* 관련 법률

형법 제305조(미성년자에 대한 간음, 추행)

① 13세 미만의 사람에 대하여 간음 또는 추행을 한 자는 제297조, 제297조의 2, 제298조, 제301조 또는 제301조의 2의 예에 의한다.

② 13세 이상 16세 미만의 사람에 대하여 간음 또는 추행을 한 19세 이상의 자는 제297조, 제297조의 2, 제298조, 제301조 또는 제301조의 2의 예에 의한다.
2020년 5월 19일부터는 본죄를 범할 목적으로 예비 또는 음모한 사람도 3년 이하의 징역에 처한다(형법 제305조의 3).

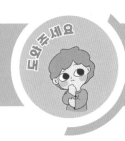

피임약을 남자가 먹어도 효과가 있나요?

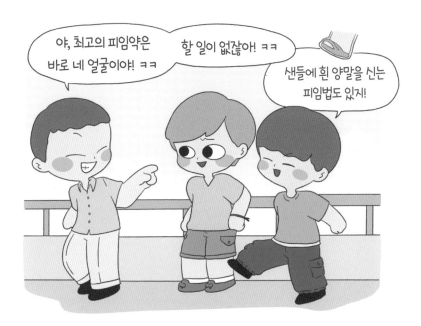

야, 최고의 피임약은 바로 네 얼굴이야! ㅋㅋ

할 일이 없잖아! ㅋㅋ

샌들에 흰 양말을 신는 피임법도 있지!

"선배들이랑 얘기하다가 최고의 피임법은 '네 얼굴'이란 농담을 들었어요. 여성들이 알아서 피하는 폭탄이라나 뭐라나. 샌들에 흰 양말 신고 제 얼굴로 다니면 성관계를 할 확률 0%이니 이거야말로 최고의 피임법 아니냔 말에 씁쓸하면서도 웃겼어요. 그러다가 갑자기 궁금한 게 생겼는데요. 여자들이 먹는 피임약을 제가 먹어도 피임 효과가 있을까요?(대학생)"

노벨상을 패러디한 상 중에 '다윈 상'이 있어요. 공공기관에서 주는 상은 당연히 아니고요. 어이없는 행동을 해서 죽거나 생식 능력을 상실한 사람에게 주는 상입니다. 바보같이 용감한 사람에게 주는 상이라고 보면 돼요. 바보 같은 사람의 유전자가 대물림되지 않고 나쁜 유전자를 스스로 없애서 인류의 진화와 생존에 기여했음을 치하한다는 의미를 가진 상인데, 이걸 받고 싶지 않다면 그 호기심은 넣어두세요.

‡ 피임약의 종류

피임약에는 크게 두 종류가 있어요.

첫째, '응급피임약' 혹은 '사후피임약'이라고 불리는 약입니다. 원치 않는 임신을 피하기 위해 성관계 후 먹을 수 있는 약이에요. 응급피임약은 전문의약품으로 지정되어 있어서 복용할 사람이 직접 의사와 대면 진료 후 처방받을 수 있어요. 처방 없이 약국에서 구매하기는 어려워요. 기본적으로는 산부인과 방문을 추천하지만, 내과나 비뇨기과 등 전문의가 있는 병원이라면 어디에서든 처방 가능해요. 응급피임약은 빨리 먹으면 피임 효과가 높은 편이지만, 성공률이 100%는 아니에요. 종류에 따라 72시간 또는 120시간 이내에 복용해야 하고 늦게 복용할수록 효과가 많이 떨어져요. 되도록 하루 이내에 복용하는 게 좋습니다. 복용 2주 후에 임신 테스트를 해보면 피임 성공 여부를 확인할 수 있어요. 만약 복용 과정에서 3시간 이내에 토하는 경우엔 즉시 추가로 복용해야 해요.

중요한 점은 응급피임약이 성관계 전에 복용하는 경구피임약보다 약 10배 이상의 높은 호르몬을 함량하고 있다는 거예요. 단시간에 폭발적으로 호르몬 농도가 증가하기 때문에 월경 주기가 바뀌거나 월경 외 출혈(부정 출혈 등), 배란 장애, 두통, 설사, 유방 통증, 어지럼증, 구역질, 약한 복통, 자궁통, 피로 등 부작용이 나타날 수 있기 때문에 반복해서 먹으면 좋지 않아요. 반드시 꼭 필요한 응급 상황에서만 복용해야 해요. 미처 피임하지 못해 원치 않게 아기가 생기는 게 더 큰 고통을 줄 수 있기 때문에 필요한 상황에는 복용해야겠죠.

청소년이 병원에서 응급피임약을 처방받는 건 불법이 아니에요. 또 진료 기록은 의료법에 따라 본인의 동의 없이 타인이 열람할 수는 없지만, 만 19세 미만의 미성년자는 법정대리인이 병원에 진료 기록을 요청할 수 있어요. 의료비 결제 내역도 병원명과 금액, 일자만 확인이 되니 비밀로 하고 싶다면 참고해요.

둘째, TV 광고에 많이 나오는 피임약으로 '경구피임약'입니다.

경구피임약에는 두 종류가 있어요. 두 가지 이상의 호르몬이 들어 있는 '복합 경구피임약'과 '프로게스틴 단일 경구피임약'이에요. 약국에서 바로 구매가 가능하고, 보통 21일간 매일 1정씩 동일한 시간대에 복용한 뒤 7일간 휴약기를 가지는 방식으로 복용해요. 이 휴약기 동안에 월경을 하고요. 월경 주기를 연장하고 싶다면 생리 예정일 일주일 전부터 복용을 시작하면 되고 본인이 월경을 피하고 싶은 날까지 지속해서 복용하면 돼요. 다시 월경을 시작하고 싶다면 원하는 월경 날짜 2~3일 전에 복용을 멈추면 다시 시작돼요.

경구피임약의 원리는 생식 주기를 조절하고 임신을 돕는 프로게스틴[3]을 주기적으로 섭취하여 몸이 임신했다고 착각하게 만들어 배란을 막는 거예요.

에스트로겐[4]이라는 호르몬이 들어 있는 약을 먹었을 경우엔 가슴 발달과 근

---

3 프로게스틴 : 인간의 자궁 내막을 유지시키는 능력이 있는 화합물. 황체 호르몬을 통틀어 일컫는 말. 임신 유지 작용을 하며 유산 예방 등에 사용된다. 배란 억제 작용을 하기 때문에 경구피임약으로도 사용된다. 프로게스테론과 유사한 기능을 하지만 구조가 다르다.
4 에스트로겐 : 스테로이드 호르몬의 하나로 모든 척추동물에서 생합성되며, 특히 여성에게 매우 중요한 호르몬으로 알려져 있다. 이 호르몬은 여성의 성적 발달과 성장에 꼭 필요한 대표적인 성호르몬이다. 특히 사춘기에 접어든 여성의 2차 성징을 유도하는 데 큰 영향을 미친다.

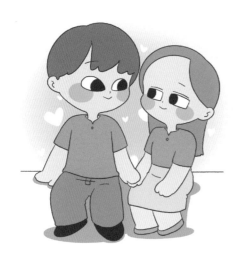

육량 감소, 지방 축적 등의 효과가 있기도 한데, 이런 효과가 본인에게 좋지는 않겠죠? 그리고 경구피임약 또한 부작용이 있어요. 응급피임약처럼 강력하지는 않지만, 혈전 위험이 증가하고 구토나 어지럼증, 우울감이 찾아오기도 해요. 간에 무리가 갈 수 있으니 주의해서 복용해야 합니다.

가끔 남성용 피임약은 없냐는 질문을 받기도 하는데요. 해당 약을 개발 중이긴 하지만 가능성은 비관적입니다. 남성용 피임약은 여러 가지 이유로 상용화에 어려움이 있어요. 시험 개발 단계에서 나타난 부작용들로 발기 부전이나 성욕 감퇴 혹은 감정 조절 장애 등이 보이긴 했지만 보완해나갈 만한 수치들이었어요. 다만, 기존 콘돔 제작 회사와의 이해관계가 얽혀 있는 점이나 제약 회사들의 사업적 판단 때문에 상용화까지는 쉽지 않은 과정들이 남아 있다고 해요.

여자친구와 연애를 한다면 본인이 여자친구에게 피임약을 사주는 걸 추천합니다. 대신 "성관계할 거니까 알아서 좀 준비해라!" 하는 생각으로 약을 준다면 문제가 심각합니다. 그게 아니라 여자친구를 아끼는 마음으로 조심스럽고 불쾌하지 않게 줘야 합니다. 여성 중 상당수는 월경에 대해서 부정적인 감정을 느끼고 불쾌한 경험이 있는 경우가 많아요. 불편하기도 하고, 아프기도 하고, 상대적 박탈감을 느끼기도 해요. 왜 난 이런 고통을 감내해야 하는지 억울하죠. 실제로 일상생활 중 제한되는 게 많으니까요.

게다가 월경은 생명을 가질 수 있다는 것을 확인하는 것이기도 하잖아요. 나와 같은 사람을 몸 안에 만들고 키워 책임져야 하는 거죠. 사람에 따라 이 과정을 가볍게 여길 수도 있지만, 상당수 여성은 그에 대한 두려움, 공포감을 느끼기도 해요. '혹시 내가 원치 않는 임신을 해서 아이를 책임질 수 없으면 어떻게 해야 하나', '아이를 없애는 선택을 해야 하나' 등 오롯이 여자만이 느낄 수 있는 감정들이 있습니다.

만약 성폭행을 당했을 경우, '성폭행범의 아이를 가지게 되면 어떻게 하지?'와 같은 막연한 두려움을 느낄 수도 있습니다. 성폭행범 처벌 여부와 별개로 본인에게 남는 폭행의 상흔과 생명에 대한 미안함 그리고 처리 과정에서 느끼는 수많은 감정은 가늠하기조차 어렵습니다. 남성들은 절대 이해할 수 없어요. 남성은 배 안에 생명체를 키운다고 해도 기생충 정도랄까요?

그래도 우리 남성들이 이해하려는 노력은 할 수 있잖아요. 위로는 할 수 있잖아요. 공감하려는 시도도 할 수 있고요. 약을 사주면서 부담스럽지 않게 한마디 건네보세요.

"나는 너를 진심으로 사랑하고, 네가 혼자서 생명에 대한 두려움이나 공포를 삼키지 않으면 좋겠어. 내가 평생 너의 마음을 완전하게 이해하고 공감할 수는 없겠지만, 노력하고 싶어. 내가 남성으로서 할 수 있는 방법과 노력을 당연히 할게. 네가 이 약을 혼자 사러 가면서 조금이라도 마음이 불편하거나 돈을 쓰는 것이 힘들지 않았으면 하는 마음이야. 불편하지 않다면 받아주면 좋겠다."

이렇게 배려할 수 있는 마음을 가진다면 좋겠습니다.

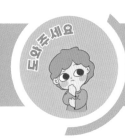

두 개 끼면 안전하대요. 타이밍만 조절하면 되는 거죠?

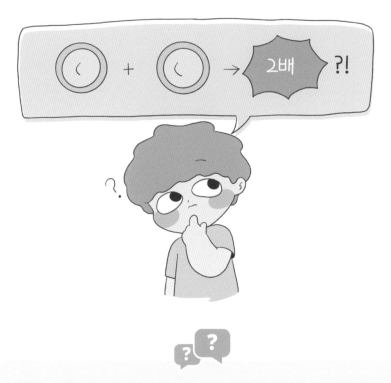

"콘돔에 대해서 배웠어요. 물풍선처럼 엄청 늘어나더라고요. 신기해요! 거의 제 머리만큼 커져도 안 터졌어요. 근데 궁금한 게 있어요. 이걸 두 개 겹쳐서 사용 하면 더 강력하지 않나요? 피임 효과도 커지고… 무엇보다 재밌을 거 같아서 두 개 겹쳐서 써 보고 싶어요. 유튜브를 보니까 어떤 결혼한 남자가 나와서 자기는 한 번도 사정 조절에 실패해 본 적이 없었는데, 딱 한 번 실수해서 아기가 생겼대 요. 정말 사정을 조절할 수 있는 방법이 있나요?"

유명한 과학 실험 유튜버 허팝님에게 실험을 의뢰해야 할까요? 호기심은 나쁜 게 아니지만, 이번에는 실행하지 마세요. 이미 밝혀진 바가 있어요. 대다수의 콘돔 제조사와 영국 국민보건서비스(NHS), 미국 보건복지부(HHS) 등에서 한 번에 하나의 콘돔만 사용하는 것이 안전하다며 2개를 겹쳐 사용하지 말라고 했어요. 물리학적으로 보았을 때도 2개의 동일한 재질은 큰 마찰계수[5]를 가지게 돼요. 콘돔은 고무 혹은 라텍스 재질로 되어 있는데요. 우리 주방에 있는 고무장갑을 한쪽 손에만 끼고 반대 손은 맨손인 상태로 비벼 보세요. 그리고 고무장갑을 양쪽 손에 다 끼고 비벼 보세요. 소리가 전보다 크죠? 후자가 마찰이 더 크다는 뜻이고 찢어질 가능성이 높다는 뜻이에요. 콘돔에는 윤활제가 있지만, 피부와의 접촉에서만큼 보호해 주진 못해요. 본인 음경이나 손안에서 불꽃이 튀지는 않겠지만, 때에 따라서 쓰라리고 따가울 수 있어요. 상처까지 나면 대 환장 파티가 열리겠죠.

‡ 질외사정법과 쿠퍼액

사정을 조절할 수 있다는 자신감이 있군요. 유튜브의 그분이 말한 건 '질외사정'이라는 방법이에요. 피임법으로 소개할 수도 있지만, 위험한 요소가 많은 방법이에요. 저는 여러분에게 단 1%라도 위험한 기준을 제시하고 싶지 않아요. 역경과 고난이 사람을 성장시키기도 하지만, 굳이 피할 수 있는 함정을 밟고 지나갈 필요는 없으니까요.

사정 조절에 자신 있다는 듯 말했지만, 사정처럼 '조절'한다는 영역 밖에 '쿠퍼액'이라고 정액과 유사한 액체가 있어요. 쿠퍼액은 남성이 성적으로 흥분했을 때 사정 이전과 이후에 분비되는 알칼리성의 점액이에요. 영국의 해부학자인 윌

---

5 마찰계수 : 수직항력과 마찰력의 비례관계를 주는 수치이다. 맞닿은 두 표면 사이의 마찰 정도를 뜻한다.

리엄 쿠퍼(William Cowper)가 처음으로 발견해서 이름이 붙여졌어요.

쿠퍼액은 정액이 부드럽게 나올 수 있도록 돕거나 요도에 남아 있는 소변 등을 청소해 주는 역할을 한다고 해요. 쿠퍼액이 나오는 이유는 소변이 보통 약산성이라서 정자를 죽이기 때문이에요. 산성 상태의 요도를 중화시켜 임신 성공률이 낮아지는 걸 막는 거죠. 우리가 사정하기 전 발기만 했을 뿐인데 속옷 끝이 손톱 반 정도 젖어 있거나, 사정 이후에 다 처리한 줄 알았는데 찔끔하고 정액과 비슷한 물질이 나온다면 이 쿠퍼액일 가능성이 높아요.

중요한 건 요도-사정관-정낭이 연결되어 있어서 고환에서 정낭까지 도착한 정자가 사정관을 통해 요도로 흘러들어 쿠퍼액에 섞일 수 있다는 점이에요. 확률적으로 적긴 하지만, 다르게 말하면 확률이 있긴 하다는 거죠. 1%라도 확률이 있다면 그 확률에 도박을 걸어야 할까요? 자신만만한 근거는 어디에서 나오나요? 결과적으로 사정 조절이 가능한지의 여부나 조절 능력을 논하기 이전에 이미 나도 모르는 사이에 쿠퍼액에 정자가 섞여 임신 가능성이 있어요.

이런 확률적인 가능성이나 물리적 사실보다 더 중요한 건 심적인 부분입니다. 본인과 애인 모두 불안한 마음을 가지고 위축된 태도로 임해야 할 이유가 있나요? 서로에게 단 1%의 의심이나 불안감이라도 덜어내고 진심으로 집중하고 감정을 나누기 위해서라도 아예 처음부터 콘돔을 착용하는 것을 추천합니다.

‡ 월경 중의 성관계

월경 중에 성관계를 하면 안전하다거나 월경주기법을 최우선 피임법으로 고려하는 건 지양하길 바라요. 월경주기법은 자신의 월경 주기를 미리 파악하고 배란일을 피해서 성관계를 하는 방법인데요. 75% 정도의 피임 성공률을 보이고 있지만, 머릿속에서 아예 지우거나 여러 가지 피임법 중 나중 순위에 두는 것이 좋습니다.

월경 중이더라도 사람에 따라서 배란 주기가 짧을 수 있고 월경 기간이 긴 여성이라면 월경이 끝날 즈음에 임신이 가능합니다. 때에 따라 정자가 여성의 몸속에서 3일 이상 살아남을 수 있기 때문에 수정이 이뤄질 가능성이 있는 것이죠. 또한 다낭성 난소 증후군이 있거나 몸 상태 혹은 환경이 급격히 변하는 경우 배란 주기가 일정하지 않아 돌발적으로 배란이 이뤄지기도 합니다. 무엇보다 여성의 질 내부는 산성으로 유지되어 해로운 균들의 침입을 막아요. 하지만 월경혈이 나오는 때에는 질이 외부 균에 비교적 약한 상태로 노출돼요. 더구나 자궁내막이 허물어지면서 상처가 생긴 상태라 외부 균에 의한 감염이 되기 쉽죠. 이때 성관계를 하면 골반염이나 질염 등이 발생할 수 있기 때문에 피임 확률을 논하기 전에 여성의 건강을 위해서 월경 중에는 성관계 자체를 지양하길 바라요. 여성에게 무책임하게 "네가 안전한 날(월경주기법 계산을 통해 예상하는 임신 확률 적은 날)은 언제냐?"라고 묻지 맙시다. 여성도 장담할 수 없고, 본인은 그 책임을 애인에게 떠맡길 자격도 없는 것이니까요.

‡ 정관수술

혹시 책에 나온 정관수술을 생각해 보고 있다면 마음 한편에 넣어뒀다가 적어도 30년 뒤에 생각해 보기를 바랍니다. 정관수술은 부고환에서 정관으로 연결되는 통로인 정관을 막아서 반영구적 불임을 만드는 수술이고 영구피임도 가능한 방법이에요. 정자의 이동만을 막기 때문에 발기를 비롯한 성적인 행위가 불가능해지는 것은 아니에요. 또 남성호르몬은 고환에서 분비되어 혈관으로 흡수되기 때문에 정관수술의 영향을 받지 않아요. 다만, 지금 청소년인 시절에 고려할 방법이라고 보기 어렵다는 거예요. 본인은 결혼을 포기했고 자식을 낳지 않을 거라고 강력하게 주장할 수 있지만, 늘 그래왔듯이 우리의 계획이 언제 어떻게 바뀔지는 모를 일이에요. 자신만만해하지 맙시다. 적어도 선택권은 열어두자고요.

지금 해놓으면 편하지 않냐고요? 정관수술은 말 그대로 '수술'이에요. 사정 시 수술 부위가 조여들어 당기는 느낌이 불쾌할 수 있고, 발기할 때마다 고환에 미세한 통증이 생길 수 있어요. 무엇보다 원래 상태로 돌아가지 못할 수 있음을 명심해야 해요.

현재 복원 수술의 성공 확률은 90% 정도로 보고 있어요. 중요한 점은 정관수술을 시행한 후로 시간이 지날수록 복원 수술의 성공 가능성은 점점 줄어든다는 거예요. 10년이 지난 후에 복원 수술을 시행하는 경우 울혈, 부종 및 각종 후유증이 발생하고 연결 부위가 좁아져서 정관이 폐쇄되는 경우가 종종 있어요. 그렇게 되면 나중에 아이를 원하게 되어도 포기해야 하는 상황이 생길 수 있어요. 아이 계획은 본인만의 선택이 아니에요. 현재 나의 섣부른 결정으로 미래의 나와 애인을 슬프게 만들 결정은 하지 않았으면 좋겠습니다.

* 당연하지만 명심해야 할 콘돔 관련 팁!

1. 보관 시 바지 주머니에 넣거나 지갑에 낱개로 보관하면 마찰에 의해서 찢어질 수 있음. 체중 등 무게에 눌렸다가 접히고, 카드 모서리에 틈나는 대로 찍힌다면 돌이킬 수 없음.

2. 긴 손톱이나 가위나 칼로 자르면 손상될 우려가 큼.

3. 유효기간을 확인해야 함. 윤활제의 유효기간이 3~5년인 경우가 많음.

4. 콘돔을 반대로 씌우지 않도록 주의해야 하는데, 위아래로 돌려보며 시도하는 게 중요함. 말린 쪽이 밖으로 향하게 해서 시도해 보되 시행착오가 있을 수 있음. 억지로 힘을 강하게 주어 밀어내지 말고 자연스럽게 착용해야 함.

5. 정액받이 쪽에 공기를 빼고 착용해야 함. 착용 시작 전 정액받이 비틀어 주기! 정액받이에 공기가 차면 터질 수 있음.

6. 사정 후 발기된 상태에서 콘돔을 빼내야 함. 귀찮다고 버티지 말고 발기가 유지된 상태에서 음경 뿌리과 콘돔을 동시에 잡고 조심스럽게 빼야 함. 급하고 거칠게 빼면 뒤집어지고 정액 흘러 임신이 가능할 수 있으며 지저분한 상태가 되어 불쾌감을 줄 수 있음.

7. 콘돔 불량이나 찢어짐 확인을 위해서 물을 넣어 물이 새는 구멍이 있는지 확인해야 함.

8. 사용한 콘돔은 재사용하지 말고 한 번 묶어서 일반쓰레기에 버려야 함. 변기통에 넣지 말아야 함.

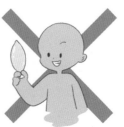

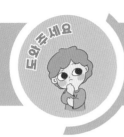

책임감을 가지라는데…
이해는 하지만 와닿지 않아요.

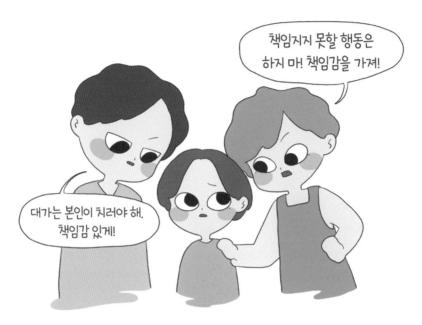

책임지지 못할 행동은
하지 마! 책임감을 가져!

대가는 본인이 치러야 해.
책임감 있게!

"부모님이 항상 얘기하세요. '책임지지 못할 행동은 하지 마라'고, '하고 싶은 대로 하면 그 대가는 본인이 치러야 한다'고요. 학교 성교육에서도 똑같이 얘기해요. 피임과 연애에 대해 얘기하면서 책임감을 가지라고 해요. 이해해요. 머리로는 책임이 뭔지 알겠어요. 근데 완전히 이해되지는 않아요. 책임을 져본 적이 없는데 제가 어떻게 알아요? 체감이 안 돼요. 제대로 와닿게 설명해 주세요."

교훈적인 버전의 설명이 있고 현실적인 버전의 설명이 있어요. 어떤 설명을 원하나요? '둘 다' 라고요? 그래요, 둘 다 해줄게요.

성관계를 했다고 상황을 가정해 볼게요. 그 과정에서 피임이 꼭 필요하지 않다는 안일한 생각을 가졌다면? 그래서 함께한 상대가 임신을 했다면? 이 아이를 낳아 키울 것인가 없앨 것(낙태)인가 고민이 되겠죠. 아이를 인위적으로 없애는 행위가 도덕적으로 환영받지 못할 것이라는 걸 우리 친구들도 알고 있을 거예요. 다들 여기까지 생각은 비슷하더라고요.

이런 고민 과정에 등장하는 낙태 관련 내용은 국가마다 법률에서 규정하는 기준과 그 세부 사항들이 달라요. 여러 가지 관점에서 낙태죄 폐지에 대한 찬반 논쟁이 있는 것도 분명한 사실이고요. 낙태의 본질이나 과정, 현 상황에 대해 유연하고 진중하게 고민하는 시간이 필요해요. 그러나 이 모든 과정보다도 원하지 않는 임신을 피하려는 태도와 생명의 무게에 대한 인식을 만드는 게 먼저라고 생각해요. 앞서 피임에 대해 설명할 때 강조했듯이 우연에 맡기지 마세요. 그렇게 안일했던 결과로 생명이 만들어질 수 있어요. 그 생명은 질량이나 기능, 겉으로만 판단할 수 없는 존재고, 나와 같은 가치를 가진 생명이에요. 지금 우리와 똑같이 밥을 먹고, 감정을 느끼고, 생각할 수 있는, 미래와 관계를 가진 존재요. 그 존재가 자신의 생명과 삶을 선택할 기회를 우리가 빼앗아서야 되겠습니까. 그 생명이 누릴 소중한 순간들을 없앨 권리가 나에게 있을까요?

차를 타고 가다가 새나 강아지 등이 죽어있는 걸 보면 마음이 좋지 않죠. 그것조차도 오래 기억나고 안타깝잖아요. 그런데 무려 사람이에요. 동물이 덜 중요하다는 것이 아니라 사람은 그보다 복합적인 존재이며 나와 비슷한 것들을 공유

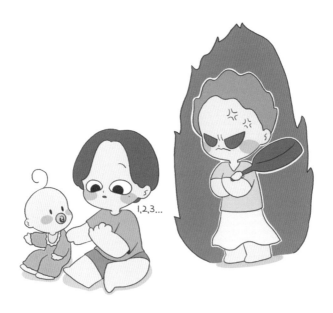

하는 존재라는 거예요. 그 존재를 내가 세상에서 없앤다고 하면 완전히 잊을 수 있을까요? 그렇다고 내가 만든 생명을 보육원에 던지듯 맡겨놓으면 마음이 편할까요? 내가 하늘을 바라보며 여유 부리는 시간에 내 아이는 어떤 감정을 느끼고 어떤 생각을 할까요? 매 순간이 괴로울 거예요.

현실적으로, 팩트로 설명을 원한다면 숫자로 대신할 수 있어요. 바로 '5억'이에요. 무슨 말이냐고요? 한 아이를 키우는 데 드는 비용이 최소한 5억 정도라는 거예요. 우리가 아이를 낳아서 키우려면 최소한 그 정도를 벌어야 하는 거죠. 부모님이 본인을 키우는 데 5억을 사용하시는 것처럼요. 5억이 얼마나 큰 돈일까요? 1초에 1원씩 센다고 해도 5억 초가 필요해요. 5억 초는 5,787일이고, 138,888시간이에요. 지금 본인 형제, 자매, 남매까지 몇 명인가요? 3명이라면 15억 정도를 부모님이 감당하고 계시겠네요.

부모님은 돈이 아니더라도 가늠하기 어려울 정도의 시간과 노력을 나에게 쏟아부으시죠. 그런 희생할 각오와 책임감을 가지고 결혼하고 임신했는데, 우리는 아직 그럴 능력과 태도가 갖춰져 있지 않아요. 한마디로 자격이 없다고 보면 됩니다.

　본인이 당장 엄마한테 가서 "엄마, 축하드려요. 저 키우는 데 5억 드신다면서요! 어떡하죠? 제가 뉴베이비를 만들어왔어요. 마이 주니어를 소개해요. 자, 아들아! 우리 엄마한테 할머니 해보자, 할머니~!"라고 하면 부모님이 칭찬하시겠어요? 아마 머리를 5억 대 맞겠지요?

　책임의 무게는 포기의 무게와 같아요. 어떤 선택을 하면 포기하게 되는 것들이 생겨요. A라는 신발을 신으면서 B라는 신발을 동시에 신을 수는 없잖아요. 그렇게 선택에 따라 포기하게 되는 것들을 다 합친 무게가 책임의 무게예요. 안일한 태도로 성관계를 택했다면 그에 따르는 생명이라는 책임은 무겁게 져야 할 것입니다. 새로운 것들을 해보고, 누리기도 전에 포기할 상황을 스스로 만들지 않으면 좋겠어요. 성이나 연애에 관해서 어떤 선택과 행동을 하느냐에 따라서 인생 선택지의 폭이 달라져요. 다양한 선택지 안에서 자유롭게 행복을 찾아 나가길 바라요.

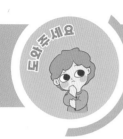

'노'는 NO, '예스'는 YES, '노'도 아니고 '예스'도 아니면?

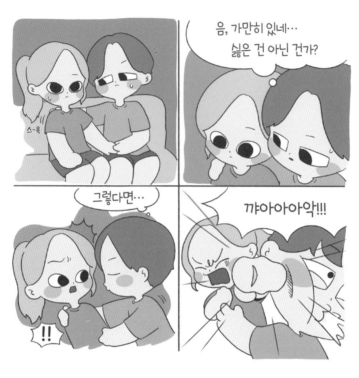

"여자친구가 있는 대학생입니다. 어느 날 밤 11시에 여자친구가 저희 집에 놀러 온다고 했어요. 손잡고 드라마 보고 싶다고요. 놀랐어요. 외박이 안 되는 친구였거든요. 그래서 집을 부랴부랴 치우고 드라마 볼 준비도 싹 끝내놨어요. 콘돔도 사왔습니다. 암묵적으로 성관계를 허용하는 표현을 한 게 아닌가 했거든요. 두근거렸

182

어요. 곧 여자친구가 왔고 드라마를 봤어요. 여자친구가 먼저 손을 잡더라고요. 왠지 가만히 있으면 안 될 것 같아서 어깨에 살짝 손을 올렸어요. 피하는 느낌이 조금 있긴 했는데, 가만히 있더라고요. 제가 다가가니까 자기도 모르게 피한 느낌이 있었어요. 그래서 입맞춤을 시도했는데, 여자친구가 갑자기 소리를 빽 지르더니 뺨을 때렸어요. 제 마음도 갈기갈기 찢기는 순간이었죠. 저는 '왜…?' 하는 반응이었는데, 여자친구가 울더라고요. 뭘 잘못했는지 모르겠지만, 그냥 미안하다고 했어요. 그랬더니 더 울더라고요. 제가 실수한 거겠죠?"

솔직히 아직도 뭘 잘못했는지 잘 모르겠고 억울한 부분이 있지 않나요? 그럴 수 있어요. 우리는 스킨십의 의사 표현에 대해서 배운 적이 없고, 그럴 기회가 드물거든요. 그리고 사람에 따라서 혹은 일반적으로 남성과 여성의 언어와 의사 표현 방식에 차이가 있거든요. 그 접점을 메워가려고 노력한다면 다음번에는 이번과 같은 어색하고 힘든 분위기가 연출되지는 않을 거예요.

첫째, 상대방의 표현을 확대하여 해석했다는 점이에요. 물론 드러난 표현만 해석하는 것보다는 그 안에 담긴 의도를 파악한다면 더 좋은 소통이 될 수 있겠죠. 근거도 약한데 본인의 기준으로 상대의 의도를 파악한다면 오류가 생기기 쉬워요. 이번처럼요. 여성 입장에서는 단순히 감성적인 드라마를 밤에 애인과 함께 보고 싶다는 표현이었고, 시간이 늦었지만 계속 당신 옆에 있고 싶다는 애정과 용기였던 거죠. 입맞춤 등의 스킨십을 생각하고 의도했거나 동의했다고 보기는 어려워요.

둘째, 확인하지 않았고 되묻지도 않았다는 점이에요. 상대방이 어떤 액션을 취하면 우리는 리액션을 하게 되잖아요? 상대방이 의사 표현을 하면 우리는 그

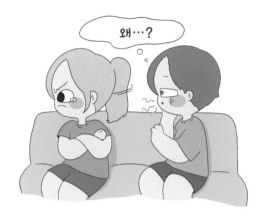

왜…?

의미를 되묻거나 확인할 수 있어요. 애인이 내 집에 늦은 시간에 오겠다고 했을 때 "차가 끊길 텐데 괜찮겠냐. 내 집에서 자고 가야 할 텐데 뭐 필요한 것은 없느냐." 정도를 물어볼 수 있잖아요. 본인이 생각하기에 애인이 암묵적으로 성적인 관계까지 염두에 뒀다고 판단

했다면 이 부분 또한 불편하지 않게 확인해 봤다면 더 좋았을 것 같아요. "이 시간에 둘만 같이 있으면 심장 떨려서 드라마처럼 행동할 수도 있다. 괜찮겠냐." 정도의 표현이어도 애인은 더욱 명확하게 답변해 줬을 것 같아요.

셋째, 가장 중요한 건 상대방이 불편함을 표현했을 때 바로 알아채지 못한 부분이에요. 어깨에 손을 올렸을 때 살짝 피했다고 했죠? 본인은 그것을 본인 기준으로 괜찮다고 해석했지만, 애인은 불편함의 표현이었죠. 드라마에 몰입한 걸 깨기 싫어서 불편함을 감수했을 수도 있는 거고요. 이런 상황에선 다음 스킨십으로 넘어가기 전에 확인하는 과정을 거쳤어야 해요. 다짜고짜 입을 맞추려 시도하는 게 아니라 눈을 한동안 마주치고 일종의 신호를 보내는 식으로 말이죠.

기본적으로 우리가 기억해야 할 세 가지가 있어요. 스킨십을 할 때 알아야 할 상대방의 의사 표현 세 가지입니다. 당연한 말이지만 '노 민스 NO(No means No)[6]', 즉 상대가 '노'라고 하면 정말 '노'입니다. '예스인데 NO인 척 하는 거겠

---

6 노 민스 노(No means No) : 강압 또는 폭력이 수반되지 않았더라도 피해자가 거절의 의사를 표현했다면 해당 간음을 성폭력으로 보아야한다는 성적 동의 관련 슬로건이다. [나무위키]

지?'라는 과거 시대 유물적 사고방식은 버리세요. 그러다가 썩은 물 취급, 꼰대 취급을 받아요. 그다음으로는 '예스 민스 YES(Yes means Yes)[7]'입니다. 상대가 '예스'라고 해야 '예스'인 거예요. '예스'라는 말을 들으려면 질문을 해야겠죠? 그러니 질문해서 동의를 구하고 '예스'가 확실한지 확인하라는 거예요. 만약 '노'도 아니고 '예스'도 아니라면? 이럴 땐 '노'라고 해석해야 해요. 상대의 '입장 없음'도 입장이에요. 우리가 게임을 한창 하고 있는데 부모님께서 '오늘 설거지는 아들이 해주나?'라고 넌지시 들리게 말씀하실 경우가 있잖아요? 우리는 분명히 들었는데, 자연스럽게 못 들은 척하는 경우가 많죠. 그때 우리는 설거지에 대해서 '예스'였나요? '노'였나요? 분명히 이건 누가 봐도 '노'죠. '예스'라면 대답을 하거나 벌떡 일어나 설거지를 했을 거예요.

그리고 5분 전과 5분 후가 다를 수 있어요. 의사 표현을 5분 전에 했어도 그 후 5분 사이에 상황적 혹은 심정적 변화가 있을 수 있어요. 가급적이면 어색하지 않은 선에서 매번 확인하는 게 중요합니다. 어제 동의했다고 해서 오늘도 동의라는 판단은 위험할 수 있어요. 우리가 라면을 하나 먹더라도 매일 그날의 기분에 따라 짜장 라면, 맵고 국물 없는 라면, 일반 국물 라면 등 당기는 게 달라질 수 있잖아요. 이런 상황을 문서로 받게 되거나 변호사를 통해 전해온다면 그때부터는 일이 살벌하게 돌아갑니다. 성적인 행위를 하는 데 있어서 '명시적인 동의는 있었는가'를 체크하기 때문입니다. '명시적인 동의가 없었어도 묵시적인 동의로 볼 수 있는가'도 체크하지요. 이렇게 여러 단계를 거쳐서 법원에서 처리되기를 바라지는 않죠? 서로가 편안하기 위해 서로 배려하며 의사소통을 하세요. 두 사람의 편안하고 행복한 사랑을 위해서요.

---

7 예스 민스 예스(Yes means Yes) : 노 민스 노에서 한 발 더 나아가 적극적인 승낙의 표현이 없는 상태에서의 간음은 성폭력으로 보아야한다는 주장이다. 노 민스 노 룰보다 성적 동의의 범위를 좁게 잡은 것이다. [나무위키]

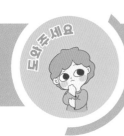

축구선수 XXX는 성폭행범이래요! 갑자기 성범죄자?

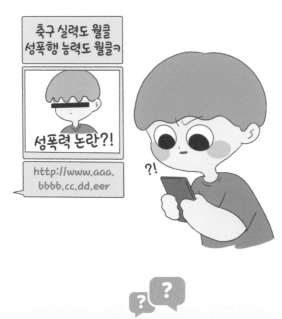

축구 실력도 월클 성폭행 능력도 월클ㅋ

성폭력 논란?!

http://www.aaa.bbbb.cc.dd.eer

?!

"저는 축구를 좋아해요. 축구를 좋아하는 사람들이 모여 있는 커뮤니티나 오픈 채팅방에서 정보를 공유해요. 심심할 때 보기도 하고, 좋아하는 팀이 이기면 감정 표현도 해요! 제가 좋아하는 선수는 전 세계에서 열 손가락 안에 드는 유명한 선수예요. 그런데 제가 좋아하는 선수 A와 또 다른 선수 B를 언급하면서 '축구 실력도 월클, 성폭력 능력도 월클'이라는 비방글이 올라왔어요. 저는 그 사람이 A와 그 팀을 싫어해서 비아냥대는 줄 알고 발끈했어요. 근데 기사를 찾아보니까 여론이 A 선수에게 불리하게 돌아가더라고요. 성폭행 논란이 있는 것 같은데, 어떻게 된 일일까요? 기사를 보니까 정치인부터 연예인까지 이런 논란이 많던데, 왜 이런 일들이 벌어지나요?"

저도 축구를 좋아해요. 선수들의 현란한 플레이를 보는 것도 재밌고요. 그러나 성과 관련된 사생활에서도 현란하고 자유로워서 이런 논란에 자주 휘말리는 선수가 있다는 게 안타까워요. 어떤 선수는 피해를 주장하는 사람과 합의를 해서 고소를 취하하기도 했고, 또 어떤 선수는 무죄 판결을 받았지만, 피해를 주장하는 사람이 다른 나라에서 다시 고소를 한(피해를 주장하는 사람이 속한 국가에서 다시 고소) 상황이기도 해요. 사실 많은 커뮤니티에서 성폭행으로 고소를 당한 시점에만 열렬히 반응하여 여론을 만드는 경향이 있어요. 해당 이슈에 관심을 가지지만 수사 결과와 재판 결과를 통해 정확한 사실관계는 확인하지 않는 무책임한 모습을 보이기도 하고요. 개선되어야 할 문화라고 생각합니다. 적어도 우리는 그 이슈와 자극적인 선동에 매몰되지는 말았으면 좋겠어요.

이러한 성폭행으로 인한 고소와 같은 이슈는 국가나 성별을 가리지 않고 많이 발생하고 있어요. 예를 들어, 한 여성 아이돌 가수가 오랜 준비 기간을 거쳐 데뷔했더니 같은 소속사 멤버의 전 애인이 고소하겠다고 협박하기도 해요. 인성 논란으로 실패를 맛보기 싫으면 합의금을 내놓으라면서 해당 멤버에게 성추행 혹은 성폭행을 당했다고 주장하기도 하고요. 다른 예로, 한 남성이 의사가 되어 병원을 개업하니까 전 애인이 병원으로 찾아와서 성폭행으로 고소하고 각종 커뮤니티나 블로그, SNS에 폭로글을 작성하겠다면서 합의금을 요청한 경우도 있었어요.

굳이 과거 연인에게 왜 이런 행동을 하는지 선뜻 이해하기 어렵죠? 모두가 이런 상황을 맞이하는 건 아니지만, 통상적으로 연인 관계이던 사람들이 이별하게 되면 좋은 감정으로 헤어지기가 쉽지 않아요. 사실 좋은 감정이 가득한데 이별하는 것도 조금 이상하죠. 물론 서로를 축복하며 이별하거나 부득이한 상황이나 관계 때문에 이별할 수도 있지만, 보통 이별 후에 남는 감정은 부정적인 부분이 많을 거예요. 전처럼 사랑이 느껴지지 않는, 서운하고 실망스러운 감정이죠. 대부분 그렇게 연애하고 이별하는 과정을 겪어요. 문제는 나쁜 감정이 남은 상태에서 나중에 상대방이 사회적으로 성공한 모습을 봤을 때 느끼는 감정이에요.

전 애인을 축복해 주고 기쁜 마음으로 바라볼 수도 있지만, 모두가 그렇지는 않아. 경우에 따라서 자격지심이 들고 질투를 느낄 수 있어요. 전 애인과 헤어진 본인이 불행하다고 생각해 박탈감을 느끼는 경우도 있고요. 복잡한 감정과 관계가 얽히고, 그것들이 이런 사건으로 이어지기도 하는 거예요.

이렇게 협박이나 고소를 당하는 사람들이 정말 성폭행이나 성추행을 했는지의 여부도 당연히 살펴봐야겠지만, 중요한 점은 이러한 고소나 협박이 이루어졌을 때 '우리 사회 시스템은 어떻게 작동하고, 어떤 결과로 이어지느냐'겠죠. '잘못을 했냐, 안 했냐'를 가려내기 전에 그걸 밝혀내는 과정에서 발생하는 또 다른 문제들이요. 한 사례로, 월드투어를 할 정도로 영향력 있고 많은 관심과 사랑을 받던 남성 아이돌 가수 멤버 C가 있었어요. 피해를 주장하는 여성이 2010년 성폭행을 당했다며 C를 고소했죠. 사실 확인 없이 몰아붙이는 언론들의 추궁과 이미지 하락을 우려한 업계의 태도 때문에 이 멤버는 떠밀리듯이 대부분의 활동을 접게 돼요. 그러다가 2019년 경찰은 '혐의 없음(증거 불충분)' 불기소 의견으로 검찰에 사건을 송치했어요. 그는 10년이라는 시간의 대부분을 고통 속에서 지냈지만, 언론과 대중은 최종적인 결과에 관심을 가지지 않았어요. 처음 고소를 당했을 때와 많이 다른 모습이죠.

2020년 미성년 남학생 제자 2명을 성폭행한 혐의로 재판에 넘겨진 학원 여

강사가 1심에서 징역 10년을 받았던 것을 뒤엎고 대법원에서 최종적으로 무죄를 확정받았어요. 1심에서는 피해자 진술의 신빙성이 매우 높다며 징역 10년을 선고했지만, 2심에서 피해자가 강간을 당했다고 주장한 시기와 학교 출결 등을 살펴볼 때 사실과 맞지 않는 면이 있었어요. 법정에 증인으로 출석했을 때 변호인과 재판부의 질문에 대해 대부분 기억이 나지 않는다고 답변했고요. 이런 상황을 들어 무죄로 재판 결과가 바뀌었어요. 억울한 누명을 쓰고 법원과 교도소를 오갔던 강사는 일상에서 잃은 것들에 대해 어떻게 보상받을 수 있을까요?

왜 이렇게 안타까운 결과가 계속 생기는지 의아하죠? 우리나라 언론이나 사법 기관, 문화적인 시스템에 실망하고 괴로울 수도 있어요. 이런 사건들은 '증거가 없기 때문에' 고소하는 경우가 많아요. 일단 고소하면 자신이 유리하다고 생각하는 경우가 많은 거죠. 강제로 성폭행을 했다는 증거가 없지만, 강제로 하지 않았다는 증거도 없잖아요. 성과 관련해서는 직접증거, 물적증거가 남기 어렵습니다. 그래서 죄의 유무를 입증하고 판단하는 과정이 상대적으로 길어요.

예를 들어, 오늘 대변보셨나요?란 질문에 증거를 대어 입증할 수 있을까요? 대변을 봤을 수도 있고 아닐 수도 있겠죠. 그런데 본인이 대변본 사실을 물적으로 입증할 수 있나요? 입증이 쉬울까요? 반대로 본인이 대변보지 않았다고 할 경우에 대변보지 않았단 사실을 입증하는 직접적이고 물적인 증거가 있나요? 대변봤다는 걸 증명하는 것보다 보지 않았다고 증명하는 게 더 어려워요. 어느 누가 대변보면서 매번 사진을 찍겠어요. 또 어느 누가 대변을 못 봤단 걸 기록에 남기려고 촬영해 놓겠어요.

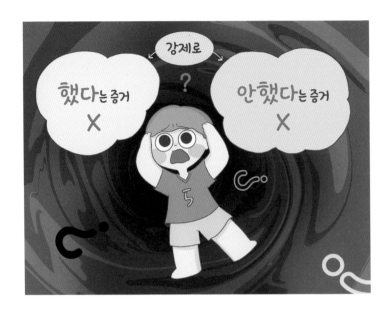

    결국 무고죄[8]에 대한 처벌과 입증 절차가 다소 느슨한 점을 악용해서 전 애인을 협박하거나 고소하는 거예요. 해당 논란이 불거지면 죄가 입증된 것도 아닌데 많은 것을 잃게 돼요. 명예, 돈, 심리적 안정 등이요. 언론과 주변에서 나를 몰아붙이기 시작하기 때문에 피가 마를 지경이 되는 거죠.

    고소를 당하면 직무배제(대기발령) 조치를 시작으로 경찰의 수사가 개시되는데, 이런 상황이 되면 해당 직원을 즉시 직위해제[9]하는 경우가 많아요. 공무원법상 직위해제는 의무가 아니어서 기관마다 다를 수 있지만, 많은 경우에 결과가

---

8 무고죄 : 수사기관에 피해 사실을 거짓으로 신고하는 범죄로, 죄가 없는 사람에게 허위 사실을 덮어씌워 행정적 징계 절차나 형사절차를 밟도록 신고하는 것
9 직위해제 : 직무수행능력이 부족하거나 근무성적이 극히 불량한 자, 징계의결이 요구중인 자, 형사사건으로 기소된 자 등에 대해 임용권자가 공무원으로서의 신분은 보존시키되 직위를 부여하지 않는 임용행위를 말한다. 임용권자는 특정 공무원의 직무수행능력이 부족하거나, 근무성적이 불량한 자 등에 대해서는 3개월 이내의 기간 대기를 명하게 되며, 대기명령을 받은 자에 대해서는 능력회복을 위한 교육훈련 등 특별한 조치를 취하여야 한다. 그리고 직위해제의 사유가 소멸하면 임용권자는 지체없이 직위를 부여해야 한다. 그러나 이 기간 중 능력의 향상 또는 개전의 정이 없다고 인정된 때에 임용권자는 직권면직을 통해 공무원의 신분을 박탈할 수 있다.

나오기 전부터 엄중하게 사안을 바라보고 선제적 조치를 하기도 해요. 이런 상황을 겪으면 심리적으로 굉장히 위축될 수밖에 없겠죠. 더 억울한 건 주변 지인들이 "너, 정말 성폭행했어?" 하고 물으면 "아니야, 나 만난 적도 없어."라고 해명해도 그건 잘 퍼지지 않아요. "쟤, 성폭행 했대. 가해자래."라는 소문이 더 빠르게 퍼져요.

재판 과정에서 피해자 진술의 일관성이나 신빙성이 범죄의 유무와 재판 결과를 결정하는 데 굉장히 중요해요. 그런데 일부 혹은 전체 진술이 번복되는 경우가 적지 않아요. 주변 정황이나 증인들의 증언 또한 중요한데, 증인들의 출석이 불가능하기도 하고요. 사법부 입장에서도 여러 번 확인하기 위해 노력을 하는데 시간은 속절없이 흘러요. 2~3년이 소요되기도 하고, 앞선 사례처럼 10년이 걸리기도 하죠. 그 사이 피고소인은 직장 생활이나 대학 진학 등 인생의 중요한 시점들을 맞이할 수 있어요. 놓치면 돌이키기 어려운 이런 순간들 때문에 억울해도 합의하는 경우가 생기기도 합니다.

모두의 인생이 이런 과정을 감내할 만큼 넉넉하고, 심리적인 고통을 이겨낼만큼 단단하다면 얼마나 좋을까요. 저는 이 책을 보는 모든 친구가 자기중심이 서 있고 단단한 멘탈을 가지기 바라지만, 처음부터 그것을 가지라고 강요할 순 없겠죠. 이런 현실을 안타깝다고 느끼며 무겁게 받아들이고 있어요. 더 나은 사회를 위해 계속해서 함께 방법을 찾아나가 봅시다.

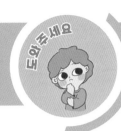

연애하고 스킨십하는 데 이렇게까지 해야 하나요?

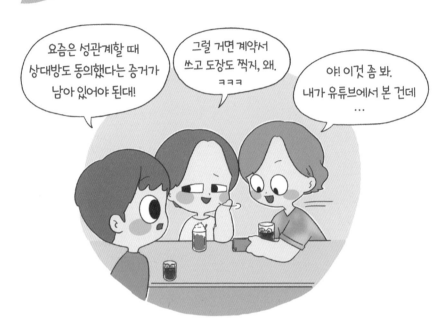

요즘은 성관계할 때 상대방도 동의했다는 증거가 남아 있어야 된대!

그럴 거면 계약서 쓰고 도장도 찍지, 왜. ㅋㅋㅋ

야! 이것 좀 봐. 내가 유튜브에서 본 건데 …

"대학 동기랑 대화를 하던 중 애인과의 스킨십에 대해서 말이 나왔습니다. 처음 성관계를 하는 날짜나 방법을 어떻게 정해야 하는지 의견을 내더라고요. 어떤 친구는 성관계를 할 때도 상대방도 동의했다는 증거가 남아 있어야 한다고 말했고, 또 다른 친구는 그렇게 할 거면 계약서도 쓰고, 도장도 찍어야겠다며 웃었어요. 한 친구는 궁금했던 것들을 알려 주고 실험해 주는 유튜브 채널을 봤다며 여러 방법들을 말해 주더라고요. 데이트 비용을 애인한테 내도록 하고 현금을 주라는 거예요. 그러면 애인 명의 카드로 결제돼서 성폭행 논란에서 자유로울 수 있다나. 정말 연애하고 스킨십하는 데 이렇게까지 해야 하나요?"

쓸쓸했겠어요. 사실 연애는 감정이 필수적인 영역인데 이렇게 이성적이고 절차적인 접근이 필수라면 반감이 들 수 있죠. 너무 삭막한 문화로 느낄 수도 있고요. 저도 여기에 정답이 있다고 보지 않아요. 맞고 틀린 건 없는 거 같아요. 연애와 성에 대해서 법과 이성, 문화와 감성 사이의 공백들을 부드럽게 이어나가는 방법을 함께 고민하고 싶네요.

흔히 알려진 성적인 동의를 구하는 표현으로 "라면 먹고 갈래?"라는 말이 있어요. 말 그대로 라면을 먹는 것이 아니라 함께 머물며 스킨십을 하자는 제안에 가깝죠. 나라마다 이런 표현들이 있다고 해요. "우리 집 애완동물 보러 갈래?"라든가 "우리 집에서 넷플릭스 보고 갈래?", "레몬주스 마시고 갈래?"라고 하기도 한대요. "라면 먹고 갈래요?"가 특정 영화에서 나오고 20년이 흘렀어요. 아직도 성적 동의를 구하는 표현에 있어서 발전이 없다는 게 어찌 보면 안타깝기도 해요. 실제로 이성적·법리적 접근을 하는 방법으로 '성관계 표준 계약서'를 쓰려고 노력한 부분도 있어요. 연애를 하는 일상 상황에서 미리 계약서를 써놓고, 나중에 때가 되면 성관계를 하는 것에 합의하자는 맥락이죠. 하지만 정상적인 상황에서 문서를 작성했을지라도 나중에 성관계를 맺을 때는 상황이 달라지기 때문에 그 역시도 효력을 발휘하기는 어려워요.

각종 커뮤니티와 유튜브 콘텐츠, 댓글 등에서 떠도는 방법들은 참 다양해요. 언급한 것처럼 애인이 데이트 비용 등을 결제하게 하고 현금 주기, 스킨십은 건

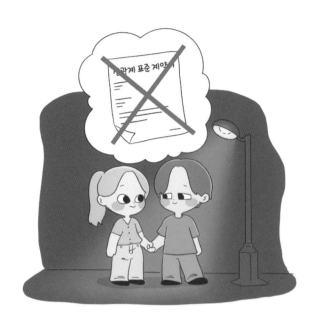

물 5층 이상 장소에서만 하기, 데이트 시작부터 끝까지 녹음하기 등이 있어요.

명확하게 법적으로 확인된 방법은 없어요. 성적 동의 표현과 성적 동의 의사 표현 가능성 여부에 대한 재판부의 판단이 판결을 내리는 사람에 따라 달라지기 때문이에요. 예를 들어, 음주 후 성관계를 했는데, 본인이 만취해서 항거 능력이 없었고 성적 동의를 할 수 없었다고 주장하는 사람에 대한 판결이 다르기도 했어요. 만취 여부를 각 재판부에서 다르게 본 것이죠. CCTV에 찍힌 걸음걸이를 보기도 하고, 평소 주량과 당일 먹은 술의 양을 비교해서 보기도 하고, 정상적인 인지 및 사고 능력이 있었는지, 당일의 카톡이나 통화 내용으로 보는 경우도 있다 보니 판단이 달라지는 것이죠.

앞서 언급된 방법들도 얼마든지 상황에 따라 다르게 해석될 여지가 있어요. 애인이 데이트 비용을 결제했다고 해도 애인 명의로 커플 통장을 만들어서 사용했거나 본인이 경제적 능력이 없어서 애인이 주로 결제를 했을 수도 있으니까요. 스킨십을 할 때 거부감이 있었다면 5층 이상 높이까지 올라가는 과정에서 도망치거나 빠져나올 수 있었다고 표현하지만, 건물 구조나 시설에 따라서 어려움이 따르기도 해요. 따라서 상대방도 성적 동의를 했다고 입증할 수 있는 방법에는 확률 100%인 건 없어요.

한편, 본인이 대화에 참여하고 있으므로 상대방 동의 없이 데이트부터 성관계까지 모두 녹음해서 증거로 삼겠다고 하는 경우가 늘고 있는데요. 『성폭력 범죄의 처벌 등에 관한 법률(성폭력처벌법)』 제14조(카메라 등을 이용한 촬영)에는 '동의를 구하지 않고 촬영하는 경우 처벌하는 규정을 두고 있다. 이 법에 따라 상대방의 동의 없이 촬영하게 되면 5년 이하의 징역 또는 3천만 원 이하의 벌금에 처한다.'고 되어 있어요. 법률에 '촬영'으로만 표시되어 '녹음'은 비교적 자유롭다고 주장하는 거예요. 하지만 녹음이 유출되거나 제3자에게 위와 같은 사실을 적시하면 경우에 따라 명예훼손 등으로 처벌이 가능하다고 합니다. 또 어떻게 이용하는가에 따라 다르겠지만, 인격권의 침해로 보아 상대방이 손해배상 등을 청구할 소지도 있다고 하고요. 무엇보다 한 번 녹음하기 시작하면 습관적으로 녹음하려고 할 수 있는데, 이 사실을 상대방이 알게 되었을 경우 관계나 신뢰는 산산조각 날 수 있다는 점을 유념해야 할 것 같아요.

요즘에는 문화와 법률 사이의 간극을 해소하고자 다양한 아이디어들이 나오고 있어요. 모 국가에서는 '합의 콘돔 팩'이라고 해서 열려면 두 사람이 콘돔 팩 양면의 특정 부위를 동시에 눌러야 하는 제품이 나오기도 합니다. 개인적으로는 카카오톡 등 SNS나 문자 등에 서로의 연애를 남겨놓는 것을 추천하고 싶어요. 꼭 스킨십과 관련된 것이 아니더라도 어떤 시간을 보냈고, 그때 본인의 감정이 어땠는지 보안이 지켜지면서 백업이 되도록 말이죠. 예를 들면, '어제 네가 내 고백을 받아줘서 떨렸다', '어제 너와 처음으로 손잡아서 심쿵', '어제 너와 포옹했던 그 순간 참 따뜻했다', '우리가 처음 같이 밤을 보내게 돼서 잊을 수 없다'라는 식으로 말이죠. 시간, 행위, 감정이 잘 드러나도록 하면 더 좋아요. 가급적 당일 혹은 다음 날에 작성하는 게 좋아요. 서로 불편해지는 예고 방식은 피하면 좋겠어요. '실례지만 오늘 데이트에서 뽀뽀해주실 건가요?'처럼 문화적 맥락을 무시한 채로 법률적 수단을 앞세우는 행동은 지양하도록 해요.